はじめに

1、① 　医学において、最も基本のバイタルイサインである血圧・脈数がなんであるかを理解していないのが現状です。今は血圧と言えば、外来または家庭での最高血圧の統計的平均で良し悪しが論じられている時代です。平均であれば長生きするという保障はありません。あくまでも、平均であるにすぎないのです。最低血圧も脈数もバイタルサインです。三者の関係をも考えて血圧は論ずるべきです。
　　　しかも、最高血圧は一日中大変変化しています。
　　　また、血圧というのは、ちょっとしたわずかの感情でたいへん大きく上下しますので、マンシェットを装着した動作だけでも30〜40mmHg位は上昇しています。世の中の方々の多くは、そのことすら理解、考慮せずに血圧を論じています。
　　　ところが、昼間活動時にいくら血圧が高くても、1日で最も酸素や糖を必要としない睡眠時に血圧・脈数がともに下降していれば、下降していない人よりも良く眠れていて、3〜9倍も長生きできると私は考えています。(本文参照)

② 　睡眠時血圧は、誰でも、いつでも測るわけにはいきません。
　　　そこで、外来高血圧の方はお酒を飲まない睡眠時直前に4回以上測って、その一番低い血圧・脈数(心の一番落ち着いた時)で代用すれば良いと提案いたします。

③ 　日本ドック学会が高血圧学会より高めの適正血圧値を出しましたが、人は健診となると幾分緊張しますので、行き慣れた病院で計測するよりも高めになるのは当たり前のことです。家庭血圧、病院血圧、健診血圧では、それぞれ血圧は変化します。
　　　ですから、どちらの適正血圧が正しいかということで最近のような騒ぎになったことは、両者とも、血圧は単なるバイタルサインにすぎないということを理解していない証しになったわけです。

2、① 　塩による高血圧は、塩分排泄不良により浸透圧上昇、循環血液量増多する特殊高血圧で、腎機能低下者にみられます。血管内がポンポンに突っ張った状態です。全高血圧者の10数%位でしょう。
　　　学会はこれらの原因の異なる高血圧を一緒に考え統計をとっています。

② 　減塩は、浸透圧が下降し循環血漿量が減少するため、血球・脂肪・尿酸等の濃度が上昇し、血管内プラークができやすくなると思われます。

3、 　最も大事なことは、日中の統計ではなく、睡眠中の血圧が適切に下降していない日々が何年も続いている人は、良い睡眠がとれず結果的に早死にとなる事実を理解することでしょう。
　　　また、血圧と脈の本質をかみ砕いてしっかり理解した上で、血圧というものはこのように解釈しなくてはならないという話を、実例を挙げて説明させていただきます。

4、① 　塩よりも人間の感情やストレスといった統計が取り難いことがらの方が、血圧や寿命に、またアレルギーにですら大きく影響すると私は言いたいのです。

② 　延べ1600人以上の ABPM(24時間血圧測定)測定結果を基に述べてまいります。
　　　是非お読みいただいてご意見いただきますことを期待しております。

ABPM1700例からみた新たな血圧判断

Ⅰ　世界中が血圧判断そのものを根本的に間違えている

① 現代のように最高血圧でものを言うのはあまり意味が無い。
最高血圧は一日中こんなに変わっている。最低血圧、脈も立派なバイタルサイン。

② 最高血圧がどうであれ、睡眠時血圧が正常であれば、長寿につながる。(これが正常血圧)

③ 高血圧の最大要因はストレス(緊張)である。
　　--悪性高血圧と良性高血圧--

④ 脳脊髄液もリンパ液と同じで、脳細胞で代謝された残物を処理している流れであり、この流れが悪化すると脳細胞全体の働きがおかしくなったり、細胞自身が死滅する恐れがある。
循環は動脈・静脈だけを考えるのではなく、リンパ環流・脊髄液環流が重要である。

Ⅱ　[塩分過剰高血圧]と[ストレスや動脈硬化等の血流障害による高血圧]とは全く別の高血圧

Ⅲ　最低血圧に対する脈数の位置は大変重要である
最高血圧をうんぬんする比ではない

① (腎障害者以外の)減塩は長寿につながるなどと言っているのは暴言と言える。

② コレステロールよりも、低塩分摂取がプラークを作る。

③ 糖尿病があるので、プラークが出来るのではない。
　糖尿病者は多排尿→塩分排泄過多→血管内水分減少・血漿濃縮
　　→プラークが出来やすい。

④ 糖尿病治療注意点
　・ 選択的SGLT2阻害剤は必ず塩分補正を
　・ 糖尿病者も塩分補強を
　・ 糖尿病薬は夕食を狙って

Ⅳ　外来血圧、家庭血圧の判断

Ⅴ　高血圧の薬物療法と血圧変化

Ⅵ　最適な治療とは

Ⅶ　めまいと頭痛

Ⅷ　人生はストレスとの闘い

① 長寿沖縄県はついに平均寿命36位に転落。

② 血圧も長寿もアレルギーもストレスによって、より多大の影響を受けて人間は生きている。現代人はあまりにも理解していない。

目次

はじめに ・・・ 1

ABPM1700 例からみた新たな血圧判断 ・・・・・・・・・・・・・・・・・・・・・・・・・・・・・・・・・・・・ 2

I　世界中が血圧判断そのものを根本的に間違えている

A　血圧は一日中こんなに変わっている ・・・・・・・・・・・・・・・・・・・・・・・・・・・ 10

1　どの子供でも 200mmHg を超す時がある！ ・・・・・・・・・・・・・・・・・・・・・・・ 10
　（1）症例　16 歳　女性の 1 日 ・・・・・・・・・・・・・・・・・・・・・・・・・・・・・・・・・・・・ 10
　（2）普通の刺激（ストレス）を受けて緊張している時 ・・・・・・・・・・・・・・ 12
　（3）浪人生　－なんと模擬テスト時の方が血圧は下がっている－ ・・・・・ 13
2　大人でも健康な人は、子供の日内変動と何ら変わらない ・・・・・・・・・・・ 14
　（1）症例　52 歳　男性の 1 日 ・・・・・・・・・・・・・・・・・・・・・・・・・・・・・・・・・・・・ 14
　（2）朝から血圧の低い社員ばかりでは会社は潰れる ・・・・・・・・・・・・・・・・ 16
　（3）家庭にいる女性の日内血圧変化 ・・・・・・・・・・・・・・・・・・・・・・・・・・・・・・ 17
　（4）パチンコ高血圧 ・・ 18
3　種々な場合の血圧変化 ・・ 20
　（1）お酒を飲んだら、10 時間くらいは血圧はたいへん下がり、脈は増す!! ・・・ 20
　（2）お酒を飲んでいる時でも騒いでいる時は血圧上昇（睡眠時血圧正常化せず） ・・・ 21
　（3）排便時 ・・ 22
　（4）入浴時 ・・ 23

B　血圧とはバイタルサイン ・・・・・・・・・・・・・・・・・・・・・・・・・・・・・・・・・・・・・・・ 26

1　血圧測定 ・・ 26
2　脈圧・脈数変化と最低血圧の位置が重要 ・・・・・・・・・・・・・・・・・・・・・・・・・・ 27
　（1）感情、緊張、興奮（ストレス）によって起こる血圧変化 ・・・・・・・・ 27
　（2）運動、活動時の血圧変化（緊張時変化） ・・・・・・・・・・・・・・・・・・・・・・・ 28
3　血圧とはバイタルサイン（体の循環動態を教えてくれる） ・・・・・・・・・・ 30
　（1）脈圧 ≒ 興奮度（緊張度・ストレス度） ・・・・・・・・・・・・・・・・・・・・・・・ 30
　（2）最高血圧 ＝ 最低血圧 ＋ 脈圧・・・（単にそれだけのこと） ・・・・・・ 30
　（3）最低血圧 ≒ 血流抵抗度（血管内充満度） ・・・・・・・・・・・・・・・・・・・・・・ 30

（４）脈拍数 ≒ 脳酸素必要度の調整 ………………………………… 31

（５）心拍出量の変化を判断 ………………………………………… 31

（６）早朝血圧 ≒ その日、その時の興奮度・元気度を示す ……… 32

（７）睡眠時血圧 ≒ 脳の安心度：寿命がわかる ………………… 32

補充編　自分を守るために血圧・脈は変化する ………………… 33

C　睡眠時血圧が生死を分ける ………………………………… 39

１　１０年後の睡眠時正常血圧者と異常血圧者の死亡率 ………… 39

D　これが"正常血圧変化" ……………………………………… 44

１　正常血圧とは・・・長生きできる血圧のこと ………………… 44

(附) 昼寝時正常血圧型 …………………………………………… 46

２　睡眠時正常血圧であれば長生き ……………………………… 47

（１）日中超高血圧でも、睡眠時正常血圧であれば長生き ……… 47

（２）日中超高血圧でも、睡眠時最高血圧が下降していれば服薬しなくても元気 48

（３）昼夜高血圧でも、上手に薬を使って睡眠時正常血圧にしておくと長生き 48

（４）年齢と共に服薬強化して睡眠時血圧を正常に近づける ……… 49

（５）年齢と共に変わる血圧変化‼（その症例１） ……………… 50

（６）年齢と共に変わる血圧変化‼（その症例２） ……………… 51

（７）正常血圧者も高齢で睡眠時高血圧 ………………………… 52

（８）超高齢者でも苦難の生活は活動時高血圧 ………………… 52

（９）低血圧者も高齢と共に睡眠時高血圧 ……………………… 52

E　これが"異常血圧変化" ……………………………………… 53

１　睡眠時高血圧・・・異常高血圧 ……………………………… 53

２　睡眠時血圧が正常化しないと早死に ………………………… 54

症例（２〜１５） ……………………………………………………… 55

F　睡眠時高血圧の最大の原因はストレス …………………… 63

１　脳脊髄液還流障害高血圧 ……………………………………… 64

２　血流抵抗型高血圧 ……………………………………………… 67

（１）高度緊張型高血圧－ストレス高血圧 ……………………… 68

（２）混合型高血圧（多数） ……………………………………… 88

（３）血管閉塞型高血圧　朝食が少ない人に非常に多い ……… 103

Ⅱ　塩分過剰高血圧　ストレスや動脈硬化高血圧とは全く別

塩分排泄不全高血圧（腎障害者のみの特殊高血圧）　108

（1）治療：利尿と減塩（蛋白制限）　108

（2）塩感受性の高い人・低い人がいると言っているけれど？　109

（3）血液中に総塩分量が多い時の血圧と脈数　110

日本高血圧患者4000万人の主要因は　114

Ⅲ　最低血圧に対する脈数の位置は大変重要である

A　塩分摂取が少なすぎる方が問題　118

1　腎障害者以外の人が
高血圧の人も含めて ｝ 減塩すると脱水につながる　118

2　血液中に総塩分量が少ない時の血圧と脈数　119

3　糖尿病者は脱水　120

4　長期の脱水が血栓を作り、最低血圧上昇　121

5　塩分不足がプラーク形成の主因　122

6　朝は誰でも血液が濃くなっている！　128

7　血圧が上がると血管が収縮して、血管内容積が減少し血液が濃くなる！　129

8　外来血圧で朝食量を判断　130

簡単な朝食が大きな病気を作る　131

9　高血圧の人も塩分摂取が少なすぎる方が問題　133

塩分が不足すると　135

B　血管拡大硬化症　140

C　心拍出量低下時　141

D　最低血圧が高くて脈数が多い時　141

E　最低血圧が高くて脈数が少ない時　141

Ⅳ　外来血圧、家庭血圧の判断

A　外来血圧が正常であれば睡眠時血圧も正常 …………………… 144

　1　外来血圧測定とその判断 ………………………………………… 144
　　（1）外来最低血圧測定注意事項 ………………………………… 144
　　（2）外来血圧測定図とその説明 ………………………………… 145
　　　★以下は外来血圧測定図の説明 …………………………… 147

B　眠前血圧を4回測れ（外来時血圧不合格者） ……………… 151

　1　外来血圧異常者は ……………………………………………… 151
　　（1）足が布団に入りかかっている時に血圧測定します ……… 151
　　（2）測定時は4回以上測って一番低い最低血圧と脈で判断します … 152
　　（3）朝の血圧は、その日の意気込みを推察します …………… 152
　　（4）眠前血圧判定 ………………………………………………… 153

C　眠前4回測定異常者→自動血圧測定 …………………………… 154

　―どちらがお好き？―　学会ではどちらのグラフがふさわしいかもう一度考えてみてほしい　155

Ⅴ　高血圧の薬物療法と血圧の変化

高血圧の薬物療法と血圧の変化 ……………………………………… 158

　1　薬物療法 ………………………………………………………… 158
　　（1）ARB剤・ACE阻害剤・・・ストレス緩和剤（臓器保護剤）… 158
　　（2）カルシウム拮抗剤（朝）…………………………………… 159
　　（3）利尿剤 ………………………………………………………… 160
　　（4）β－ブロッカー ……………………………………………… 160
　　（5）コレステロール治療剤 ……………………………………… 160
　　（6）抗尿酸治療剤 ………………………………………………… 160
　　（7）抗血小板剤／抗凝固剤 ……………………………………… 160
　　（8）糖尿病・腎障害の人は ……………………………………… 160
　2　睡眠時高血圧 ＝ 早死に の原因と治療 …………………… 161
　3　薬物による高血圧変化 ………………………………………… 162

4	漢方薬併用療法	164
5	カルシウム拮抗剤の副作用　―代償性頻脈及び睡眠時高血圧―	164
6	ACE 阻害剤、ARB 剤の心保護作用	168
7	低血圧者にも活動時 ACE 阻害剤を投与（ストレス除去）	170
8	動脈硬化が強い心不全（心拡大、VPC、T-change）には 　　　ARB 剤 + 極く少量のカルシウム拮抗剤が良好の時もある	171
9	ARB 剤	172

Ⅵ　最適な治療とは

最適な治療とは　　174

1	血圧は下げたら良いというものではない！	174
2	運動の大切さ	175

Ⅶ　めまいと頭痛

めまいと頭痛　　180

1	脳に酸素とブドウ糖が不足するとめまいが起こる	180
2	めまい・しびれ・頭痛は	181
3	早寝して良眠を	181
4	じっとしていて動かない生活は	182
5	血管収縮不全	182
6	腹八分目が血液量を増やす	183
7	『頑張ろう』ではなくて、『くそ！やったるぜ！』	183

Ⅷ　人生はストレスとの闘い

A　日本は長寿世界一　　186

1	47 都道府県別平均寿命	187
2	塩は寿命を縮めるでしょうか？	188
3	長野県人の生活　〜 1 日 7 回 お茶と漬物〜	189

4　塩を恐れてなめないよりも、必要に応じて適切に摂取する方が長生き …… 189

5　長野県の子供への教え …… 193

6　長寿の主因はストレス回避と先に希望が見えること …… 194

7　一人当たりの医療費 …… 198

8　ところで …… 199

B　アレルギーもストレスが影響 …… 200

1　アレルギー症状は抗原よりもその人の元気さで決まる …… 200

　（1）大きなストレスは全抗体価（RAST 値）を 10 倍以上に跳ね上げる …… 200

　（2）抗体価は月によって、年によって大きく変わる …… 201

　（3）元気さは抗体価を下げる …… 202

　（4）生活習慣との関係 …… 203

　（5）IgE 値が正常でもアレルギー症状がある …… 203

　（6）いつでも喘息を起こしているわけではない …… 204

　（7）スポーツ等に夢中になっている時はアレルギー症状は出にくい …… 204

　（8）漢方薬の効果 …… 205

　（9）太陽とホルモンの関係 …… 205

　（10）世の中のアレルギー解釈の誤り …… 205

2　結論・・・極論を申します …… 206

3　したがって、アレルギーを克服するためには、

　　"気力・体力が出る生活を心がけねばならない" …… 207

4　ストレス回避策 …… 208

◆　附1　ステロイドの使い方 …… 209

◆　附2　通年性（ダニアレルギー）鼻炎・喘息は、ダニ対策をしなければ治らない …… 210

健康革命 …… 211

著者プロフィール …… 212

I

世界中が血圧判断そのものを根本的に間違えている

A 血圧は一日中こんなに変わっている

1 どの子供でも200mmHgを超す時がある！

…知らなかったでしょう？

（1）症例　16歳　女性の1日

① **活動している日**

（時々200mmHg以上になる）

緊張(ストレス)で高血圧になる
（塩は関係ない）

※ 16歳の子でも、自転車に乗っている時は、200mmHg以上に上昇している。
（〰〰 の部分）

※ 立たせられて、英語を読んでいる時は、180〜200mmHg。（〰〰 の部分）

※ ところが睡眠中は最高血圧100mmHg前後、最低血圧50〜60mmHg台、脈はその少し下。（重要）‥‥‥これが 睡眠時完全正常血圧

② 同症例の家で一日中寝転んでいる日

※ 雨降りの休日で昼間も寝転んでゴロゴロしている時は、一日中睡眠時血圧と同じに推移します。

※ 若者の睡眠中は最高血圧100mmHg前後、最低血圧50〜60mmHg台、脈はその少し下。　…………睡眠時完全正常血圧

①②の結果、①の日中の高血圧は、単に緊張・興奮によるものとわかる。

（2）普通の刺激（ストレス）を受けて緊張している時

症例　16歳　男性

※　席替えで、好きな女子の隣になって210mmHg（〇の部分）
　　そのうちに居眠りして　90mmHg（〇の部分）
　　その後叱られ立たされ　190mmHg（〇の部分）

※　バレーボール球技で　180mmHg／40mmHg（～～の部分）
　　登下校の為の自転車通学時　200mmHg／60mmHg（△の部分）

（3）浪人生

- なんと模擬テスト時の方が血圧は下がっている -

症例　20歳　男性

※ 模擬テスト中の方が、かえって心が落ち着いて血圧上昇がない。（━━ の部分）

※ その他の時間帯の方が、もっと勉強しなくてはならないという不安から高血圧（ストレス）が続いている。（〜〜〜 の部分）

2 大人でも 健康な人は、子供の日内変動と何ら変わらない

（１）症例　52歳　男性の１日

① 活動している日　　活動時高血圧

〰〰 部、すなわち活動時高血圧は緊張や興奮（ストレス）で上昇。
ストレス・緊張によって、昇圧ホルモンが増加した結果、血圧上昇。
塩は関係ない。

★ 睡眠中は最高血圧100mmHg前後、最低血圧60mmHg台、脈はその少し下。
　（〰〰 の部分）　睡眠時完全正常血圧

② 同症例の**活動していない日**　**活動時無変化血圧**
（睡眠時血圧と同じ）

★　休日は、家でゴロゴロしていれば、日中も睡眠時も血圧は上昇しない。
　　（日中も寝ている時の酸素消費量と一緒ということ）

睡眠時正常血圧に変化が無い。すなわち、これが基本基礎代謝に必要な脈圧と脈数と最低血圧の位置関係を示しているバイタルサインということになる。

〔 健康な人は、子供さんと同じ日内変動〕

（２）朝から血圧の低い社員ばかりでは会社は潰れる

（3）家庭にいる女性の日内血圧変化

症例　**51歳　女性**　主婦

※　自転車に乗っている時は230mmHg。

※　姑さんが嫁さんの作った食事を食べている時は180mmHg。

※　起き上がる瞬間は170mmHg。

★　血圧・脈は、人間が活動や緊張に必要な血液（酸素）を細胞に送る姿である。

（4）パチンコ高血圧

症例　70歳　男性

薬（＋）　ロサルタンカリウム

睡眠時完全正常血圧

※　ARB剤（ロサルタン）を服薬していても、活動時の高血圧は抑えきれない。
　　（〰〰〰の部分）
　　（ただし、睡眠時は正常化している。この日はあまり負けなかったのでしょうか。）

3 種々な場合の血圧変化

（1）お酒を飲んだら、10時間くらいは
　　　　血圧はたいへん下がり、脈は増す!!

症例　63歳　男性

☆14時にお酒を飲みました。

※　飲酒後〜〜〜の部分は、脈が上がり、血圧が大変下がっているのが分かりますね。(4時間後)
　　これは、アルコールによって血管が開き、相対的脱水と低血圧がおこり、それを補う意味で脈数が増えているという事なのです。

※　4時間以後■■■の部分は、夕食によって水分が補われ、血圧・脈圧が本来あるべき姿位まで回復してきています。

※　飲酒した日の　睡眠時血圧は正常化していません。　（〜〜〜の部分）

（２）お酒を飲んでいる時でも騒いでいる時は血圧上昇

症例　53歳　男性

※　少しお酒を飲んで血圧下降。（■■■ の部分）

※　お酒を飲んでいる時でも、興奮して会話している時、血圧上昇。（〜〜〜 の部分）
　　興奮さめやらぬ睡眠時高血圧。（〜〜〜 の部分）

※　飲酒日は睡眠時完全正常血圧にはなりません。

※　お酒は1ヶ月に1〜3回位が全く飲まない人より長生き。（ハーバード大学調査）

（3）排便時

症例　53歳　男性

※　排便で、血管緊張・心拍動量増加・脈拍増加。全身で力む。(■■■ の部分)

※　排便後、アフタードロップがきて、血圧・脈が正常化。(〜〜〜 の部分)

（4）入浴時

症例　53歳　男性

※　熱めのお湯に入ると、血管が収縮して、最高血圧・最低血圧が上昇。脈も急上昇したが、その後、入浴温度により、血管が拡張し、総血管容積が増加して血圧が下降するのを、カテコラミンを増やして心拍数を増加させて、その血圧下降をくいとめて脳貧血を防いでいる姿がよく分かります。湯温の熱さで緊張して、初期は最低血圧が上昇しているが、やがて、下降している。
（相対的脱水〰〰〰の部分）
1回心拍動量は少なく、心拍数（脈数）で心拍出量を稼いでいる。

① 一般的に、血圧の見方は、まだなかなかよく理解されてはいません。
　心臓が一日10万回、大動脈に血液を送り出す量は、その時の頭・体の活動量や緊張度によって、酸素必要量等が変わりますので、その10万回とも、脈圧および脈数と血圧は違っています。それを、例えば、「自分の血圧はいつも 120 と 70 だ」と思っておられる方がいますが、たいへんな誤りです。

② 脈圧（血圧）、脈数はあなたの頭と体の活動量によって常に変わっています。あなたの測られた血圧は、あなたのどういう状態の時の血圧かが重要です（朝とか昼とか夕とかいった時間は関係がありません）。
　一般的に家庭血圧と言いますが、どういう時の家庭血圧かで意味が異なってきます。

起き上がる時

③ 血圧は何故上がっているのか、また、脈はなぜ最低血圧（値）より多くなったのか、少なくなったのかを考えてみてください。血圧、脈圧、脈は全てバイタルサインですから原因があり、必要に応じて変動しているのです。

※ 例えば、先に述べましたように一般的に血圧が低いと思われている方（上が100、下が70位の方）でも、道路を自転車で走っている時に、後ろから車の音が聞こえると、最高血圧が240〜250mmHgに跳ね上がります。

※ また、夢中になってテレビを見ている時は、最高血圧は170mmHgくらいに上がりますが、面白くない眠くなるようなテレビを見ている時は、上の血圧が100mmHg以下に落ちたりします。

※ さらに、お金を計算している時などは、どなたでも非常に上がります。

※ やはり人間も動物ですので、ご飯を食べる前などは少し興奮気味で、30mmHgほど上がり、食べ終わると、ホッとして下がります。

※ 姑さんが嫁さんの作った御飯を食べる時は、170mmHg位に上がりますよ。

※ また、排便時など、力んでいる時はぐっと上がりますが、出てしまった後は血圧もストンと落ちます。このように、血圧は常に変わっているものなのです。

※ 朝から血圧の低い社員ばかりの会社は潰れます。ものを考えたり、活発に活動していれば180〜200mmHgに上がります。

※ 5時から男。ある公務員は午後5時の退社から元気が出て、血圧が上がります。

★ 血圧が常に変化しない人が異常です。
★ どういう状態の時の血圧であるかが重要なのです。

B 血圧とはバイタルサイン

1 血圧測定

血圧は必ず4回以上測定して、その一番低い、
　　すなわち、心が落ち着いた時の値を基準にする

（マンシェットを巻いた刺激だけで30mmHg位は上昇）

※ 世の中は1～2回測定しただけで統計をとっている
※ 脈数はあまり考慮していない

76歳　男性　2分毎の血圧変化
1回目　158／81mmHg・脈68
2回目　140／74mmHg・脈66
3回目　134／64mmHg・脈61
4回目　121／66mmHg・脈60

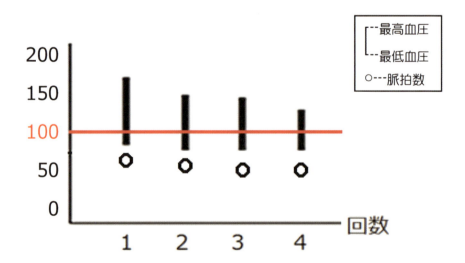

2　脈圧・脈数変化と最低血圧の位置が重要

（1）感情、緊張、興奮（ストレス）によって起こる血圧変化
（昇圧ホルモン、カテコラミン（ノルアドレナリン・アドレナリン）、レニン等）

症例　75歳　男性　（眠っている時）

泥棒が入ったかな？

泥棒が入っていないか気になる

※ 緊張により、拡張期血圧が少しだけ上がり最高血圧・脈圧が非常に
上がる。

※ 最低血圧が上昇しているので、心拍出量はさほど増加していない。

　緊張した時は特に、酸素をより必要とします。脳は、瞬時にして脳・筋肉などに酸素が行き渡るようにノルアドレナリンを多量に出して血管を収縮させ、血圧・脈圧を急上昇させ、全身の毛細血管の網目から瞬時に酸素とブドウ糖が各細胞に行き渡るようにして、身の危険に対処出来るようにします。

（2）運動、活動時の血圧変化（緊張時変化）

症例　53歳　男性

① 慣れた運動をしている時

（ジョギング）

※ 脈圧 ∽ 一回心拍出量

※ 脈圧（拍動量）拡大　▶　一回心拍出量↑

※ 脈数増大　▶　心拍出量↑

※ 脈圧↑↑×心拍数（脈数）↑↑　▶　心拍出量↑↑↑

② 同症例の**精一杯の運動**をしている時

（走って階段を昇降‥‥45段を10回）

※ 最低血圧↓↓　最高血圧↑↑ ➡ 脈圧↑↑↑（≒1回心拍動量↑↑↑）
※ 脈圧↑↑↑×心拍数↑↑↑≒ 心拍出量↑↑↑↑

全力で心拍出を行っている姿をうかがい知ることができます。

　一回心拍動量を増やすだけでは酸素不足となりますので、心拍数も増加させ、分時心拍出量を急上昇させて、体の各所に酸素を送り込みます。しかもこの時は、アドレナリンが出て　血管を拡張させ、血液を流れやすくしています。拡張期血圧は下降し、脈圧は非常に増大し、最大限に心拍出量を増加させている姿です。
　決して、塩が血圧を上げている訳ではありません。緊張(興奮)が上げているのです。

3 血圧とはバイタルサイン（体の循環動態を教えてくれる）

（1）脈圧 ≒ 興奮度(緊張度・ストレス度)

  約30～200mmHg

（2）最高血圧 = 最低血圧 + 脈圧 ・・・(単にそれだけのこと)
 （収縮期血圧）

  誰でもほぼ毎日200mmHgを超えることがある

（3）最低血圧 ≒ 血流抵抗度(血管内充満度)
 （拡張期血圧）

  普通は65～75mmHg
   （静かな部屋で4回以上測定して、その一番低い
   すなわち、心の落ち着いた時の最低血圧で）

① 緊張や血栓で血管内腔が狭くなって、また腎不全によるナトリウム貯留で上昇する人。

② ①とは逆に、老化によって拡張したまま血管収縮しなくなり、最低血圧が低くなりっぱなしの人や、脱水（塩分不足）によって一定の最低血圧（60～70mmHg）を保てなくなった人。
また、心病変のある人は最低血圧が低くなり過ぎることがあります。

③ 最低血圧の統計をとると、①と②が混在してくるので、その統計は意味がないということになっています。

しかし、各人の脈数に対する最低血圧の位置は大変重要です。
最低血圧と脈数・脈圧の方が、最高血圧より重要な意味があります。

（4）脈拍数 ≒ 脳酸素必要度の調整

① 脳や体に充分な酸素供給が行われるように、細胞（特に脳）の酸素必要量に応じて脈圧（一回拍動量）では不足の分を心拍数で加減しています。
例えば、発熱して酸素需要量が増加した時は頻脈になるでしょう。

② 血圧が下がって脳貧血を起こしそうな時は、心拍数を増やして心拍出量を増やします。その結果、最低血圧よりも脈が多くなってきます。

③ したがって、最低血圧の位置に対する脈拍数の位置関係は、重要な意味を持っています。

④ 世の中は、おそらくこのことに気付いていないでしょう。
脈拍数は非常に大事なバイタルサインです。

（5）心拍出量の変化を判断

$$最高血圧 = 最低血圧 + 脈圧 \text{ (Pulse pressure)}$$
$$脈圧 \propto 1回心拍動量 \text{ (Stroke volume)}$$
$$脈圧 \times 脈数 \propto 心拍出量 \text{ (Cardiac output)}$$

① 心拍出量の絶対値は分かりませんが、心拍出量が増えたか、減ったかの変化は、脈圧と脈数を眺めれば分かります。

② 最高血圧よりも、最低血圧と脈数と脈圧の方が意味があります。

（6）早朝血圧 ≒ その日、その時の興奮度・元気度を示す

① 早朝高血圧が問題視されることがありますが、朝起きて「あれをしよう、これをしよう」ともがけば、誰でも高血圧になっています。

② 無論、道路に出ている時、また自転車に乗っている時は、もっと上昇し、200mmHg以上になります。
　このような時に、血管や心臓に異常のある人は、急変することが起こって当たり前のことです。疾病のある方は、道路に出る時や、朝起き上がる時は気を付けてください。

③ ですが、そのような病変のない人は、血圧も朝から上昇させて大いに活動し、活気ある毎日を送ってください。その方が長生きできます。
　早朝血圧が低い人ばかりであれば、活気がなくなり会社も研究室も潰れ、社会も潰れてしまいます。

◎ 無論、このような時でも、睡眠時は正常血圧になっていなければ、長生きできません。

（7）睡眠時血圧 ≒ 脳の安心度：寿命がわかる

睡眠時最高血圧が100mmHg前後、最低血圧が60mmHg台、脈拍数が最低血圧の少し下くらいにある人は、全くこのようにならない人に比べて、10年後の生存率が約3〜9倍も高いのです（後述参照のこと）。

補充編
自分を守るために血圧・脈は変化する

　脳細胞やその他の細胞が生きていくためには、常に血流によって酸素が送られていなければなりません。若い人でも2分くらい血流が止まれば永久に脳細胞は死滅してしまいます。

　血圧と脈は、体の各細胞が活動するために必要なブドウ糖と酸素を運び、尿毒素を除去するための血流の圧力です。特に、頭に酸素を送るために、必要に応じて圧を変え、脈数を変えて、血液流量をいろいろ変化させているのです。

心拍出量
　＝（1回心拍出量 脈圧）× 脈数　→　頭と体が活動に必要な酸素と糖を運ぶ

（a）出血時

脳細胞がO_2不足になると必ず脈数が増加する（↑）

① 子宮癌手術

血圧に対して、脈数が相対的に増加

　血圧が下がり、脳貧血を起こすのを、最大心拍数で力の限り防いでいる姿である。

② 若者の出血時の血圧（脈圧）と脈数の関係

若者は、特に脈数を加減して心拍出量を保とうとする。

③ 老人の出血時の血圧（脈圧）と脈数の関係

若者よりも、脈数ではなく脈圧（１回心拍動量）で心拍出量を加減する。

（b）一回拍動量が増大した時の脈圧変化

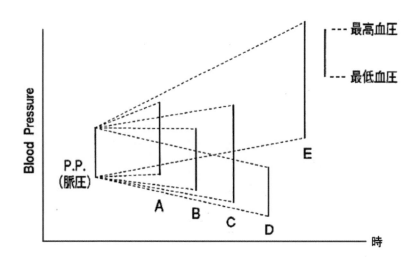

A：最低血圧が同じで最高血圧が上昇して脈圧が増大した場合
B：最低血圧が下降、最高血圧が同じで脈圧が増大した場合
C：最低血圧が下降、最高血圧が上昇して脈圧が増大した場合
D：脈圧幅は同じで最低・最高血圧ともに下降した場合
E：最低血圧の上昇より最高血圧の上昇が強くて脈圧幅が増大した場合

（c）一回拍動量が減少した時の脈圧変化

（同一人）

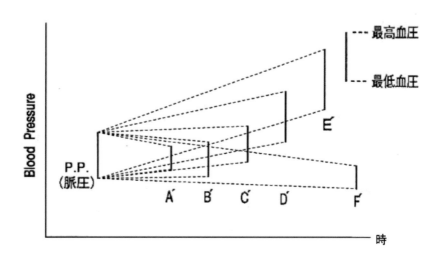

A'：最低血圧が上昇、最高血圧が下降して脈圧幅が縮小した場合
B'：最低血圧は同じで最高血圧が下降して脈圧幅が縮小した場合
C'：最低血圧が上昇し、最高血圧が変わらずに脈圧幅が縮小した場合
D'：脈圧幅が変わらずに最低・最高血圧ともに上昇した場合
E'：最低血圧が上昇しても最高血圧が最低血圧の上昇よりそれほど大きく上らずに脈圧幅がそれほど増加しなかった場合
F'：最低血圧は下降したが最高血圧の下がり方が大きくて脈圧幅が縮小した場合

（d）脈圧∞拍動量（Stroke Volume）は
　　　　　最低血圧の位置を考慮する必要がある
　　　　　　　　　　　　　　　　　　（同一人）

血管が緊張して、最低血圧が上昇してくると、同じ一回拍動量でも、脈圧は拡大する。

（e）脈数は7拍変われば、心拍出量は10％変わる

（f）心拍数と脈圧、脈数の関係

実測して、(b)～(e)のことを証明した。

C 睡眠時血圧が生死を分ける

1　10年後の睡眠時正常血圧者と異常血圧者の死亡率

　1989年4月より、本院でABPM（睡眠時15〜60分毎、それ以外は10〜15分毎に測定）を延べ1600名以上に実施し、10年後に電話にて生死の回答が得られた388名について、10年後の生存者率を、年代別に検討しました。

（A）収縮期血圧110mmHg以下が1回以上ある人

（B）それ以外の、睡眠時異常血圧者

として集計し比較してみました。

以下のデータが示す通り245名の(A)睡眠時正常血圧者の男女の10年後の死亡率は9.0%であったのに対し、(B)それ以外の143名の睡眠時異常血圧者の男女の死亡率は27.3%と3倍の高率でした。 また、高齢者になるほど、その率は高くなる傾向がみられました。

【 10年後の死亡率 】

【 男性 】

【 女性 】

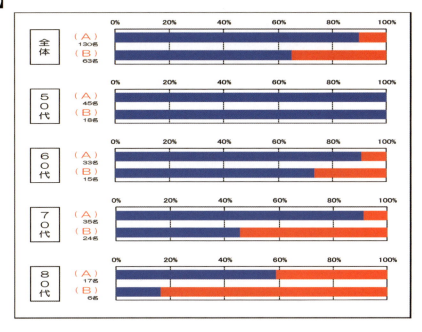

　以上のように、睡眠時異常血圧者の方が3倍強死亡者が多いことが分かりました。
　ストレスが強ければ決して睡眠時正常血圧になれないことを考えれば、睡眠時に血圧が高いということは、血管内プラーク等の物理的要因以外に、ストレスを感じていることが大きな原因と考えられ、睡眠が浅く、年齢を問わず、種々の方法でストレスを緩和させて睡眠時血圧を下降させなければ、死亡率が高まります。

◎さらに、睡眠時

（A'）完全に脈圧帯が低い人（収縮期血圧が110以下の人）（137名）
（B'）完全に脈圧帯が高い人（収縮期血圧が110以上の人）（60名）

10年後の死亡率

以上のように、睡眠時完全高血圧者は、睡眠時完全正常血圧者よりも、10年後の死亡率は9倍近くも多くなっています。

　酸素を最も必要としない睡眠時に血圧が高いということは、体、特に脳が興奮していて、酸素を平常より必要としている状態か、脳にいく血管に狭窄があって、脳細胞に充分酸素が届かない状態であるということで、睡眠が浅いと言えます。長期的に見ると早死です。睡眠が良くとれているということは、たいしたストレスを感じていないということになると思います。
　また、血圧は下がるべき時に下がってさえいれば、上がるべき時には上がっても良いと考えられます。　いつでも低ければ、鬱状態か無意欲者です。

　ARB剤・ACE阻害剤も臓器に対してストレス緩和剤と言えますが、持続的大きなストレス下では降圧しきれませんので、更にもっと強力に脳セロトニンを増加させる生活が必要と考えます。例えば、球技をするとか、夕方に鼻歌を歌いながら30分軽くジョギングや歩行をする、会話をする、友人を多く作る、特に旅行する等、脳からセロトニンが多く出るように工夫することが大切になります。

【これが正常

D これが"正常血圧変化"

1 正常血圧とは・・・長生きできる血圧のこと

睡眠時の
- 最低血圧が60mmHg台
- 脈数が最低血圧の少し下
- 最高血圧が100mmHg前後

になること

症例 76歳 女性

(1) 睡眠時は酸素も糖分も消費が一番少ないのですから、一日中で最も血圧・脈数ともに少なくならなければなりません。
　　（このような日が、少なくとも週2日以上あることが望ましい。）

(2) 活動時血圧は、いくら高値になっても良い。
　　（ただし、長時間連続高度高血圧は過労になる。）

(3) 正常血圧とは、上がるべき時に上がり、下がるべき時に下がる血圧のこと。

血圧変化 】

　上がるべき時に上がっていなければ、本人も鬱状態になり、会社も潰れ、社会も潰れてしまうでしょう。
　ものを考え、行動し、働く時には、より多い（血圧）脈圧・脈数が心拍出量を増やすために必要です。

睡眠時完全正常血圧ならば長生き出来ます

※ 私の申します睡眠時正常血圧とDipper型とは重なる部分が多いのですが、

　　○ **Dipper型**というのは
　　　　"活動時の血圧に対する落下度" を言っているのに対し、

　◎ 私が申す**睡眠時正常血圧**とは
　　　　"活動時血圧には全く関係ない" ということです。

睡眠時 ┏ 最低血圧　　60mmHg台
　　　 ┃ 脈数　　　　最低血圧の少し下
　　　 ┗ 最高血圧　　100mmHg前後

◎ これが基礎代謝を確保するのに必要な脈圧と脈数と最低血圧の位置関係を
　教えてくれるバイタルサインです。

血圧は、基礎代謝に必要な血圧と脈数を基本軸に考えるべき

　（例えば、睡眠時最高血圧だけが130mmHgと高い人は、緊張（ストレス）が
　　睡眠時まで残っているためと考えれば良いのです。）

(附) 昼寝時正常血圧型

症例　73歳　女性

　夜間睡眠中は高血圧であるが、昼食後の昼寝中は、理想血圧と脈になっている。（〰〰の部分）
　その他の時間は、緊張・興奮で高血圧になっているということになります。

★ このタイプは、一応睡眠時正常血圧に入るでしょう。夜間睡眠時正常型より予後は悪いでしょうが睡眠時異常血圧の人よりは、予後はマシでしょう。

★ 昼寝をする人は、しない人よりも認知症になる確率が1/7であるという意見もあります。

2　睡眠時正常血圧であれば長生き

（1）日中超高血圧でも、睡眠時正常血圧であれば長生き

◆ おおよその一生の血圧変化

	若い時	高齢	超高齢	終末
日中活動時	超高血圧	高血圧	正常	正常・低血圧
睡眠時	完全正常血圧	完全正常血圧	不完全正常血圧	異常血圧

　　高齢になるほど、活動時血圧が上昇しなくなり、逆に睡眠時血圧が上昇してくる ― 昼夜の変化がなくなる。非活動的になっていくからである。
　　血管内プラークができれば一日中高めに推移する。

（2）日中超高血圧でも、
睡眠時最高血圧が下降していれば服薬しなくても元気

（3）昼夜高血圧でも、
上手に薬を使って睡眠時正常血圧にしておくと長生き

（4）年齢と共に服薬強化して睡眠時血圧を正常に近づける

症例　61歳　女性　主婦

（5）年齢と共に変わる血圧変化!!（その症例1）

症例　55歳　男性

（6）年齢と共に変わる血圧変化!!（その症例2）

症例　53歳　男性

※ 高齢化につれて、降圧剤が必要となる

〰️ の部分　睡眠時血圧やや上昇

（7）正常血圧者も高齢で睡眠時高血圧

症例　60歳　男性（'89.10.25）　→　86歳（'15.3.3）
　　　　薬（−）　　　　　　　　　　薬（−）

（8）超高齢者でも苦難の生活は活動時高血圧

症例　74歳　男性（'99.6.3）　→　89歳（'15.2.27）
　　　服薬にて昼夜正常　　　　妻が寝たきりになり老々介護

（9）低血圧者も高齢と共に睡眠時高血圧

症例
62歳　女性（'99.2.8）　→　72歳（'08.6.7）　→　78歳（'15.3.3）
薬（−）　　　　　　　　　薬（−）　　　　　　　　薬（−）

E これが"異常血圧変化"

1 睡眠時高血圧・・・異常高血圧

睡眠時の { 最低血圧が60mmHg台 / 脈数が最低血圧の少し下 / 最高血圧が100mmHg前後 } に **いつでもならない** 場合

症例 54歳 男性

睡眠時、最高血圧が150mmHg、最低血圧が90mmHgあるのは、血管内が狭く血流が悪い。時に、腎不全で塩分排泄不良。

★ 寝ている時は体も頭もあまり酸素を必要としないので、血圧も低くてよいはずです。

★ なのに高いのは、血管内腔が狭いので、普通の人より強い血圧がないと、寝ている時に必要な酸素を頭に送れないことを意味します。

★ または、心配事があって酸素・糖を多く必要とし、睡眠時もカテコラミンを多く出していて、興奮気味で不眠気味です。

2　睡眠時血圧が正常化しないと早死に

睡眠時 最高血圧が100mmHg前後
最低血圧が60mmHg台　**にならない時**

症例1　54歳　男性

薬（−）

睡眠時高血圧

７年後 死亡

　硬く、内腔が狭くなった血管は睡眠時であっても、脳に酸素が充分送れていないので、脳が血圧を上げるように命令してはじめて、睡眠時に必要な酸素補給ができるようになります。

症例2　68歳　男性

症例3　66歳　女性

症例4　78歳　男性

※睡眠中の血圧は薬を使っても下降しなければ命が短い

症例5　84歳　女性

症例6　77歳　男性

症例7　84歳　女性

症例8　85歳　男性

症例9　87歳　女性

症例10　77歳　男性

症例11　80歳　男性

症例12　73歳　女性

症例13　81歳　男性

症例14　76歳　女性

症例15　80歳　男性

F　睡眠時高血圧の最大の原因はストレス

是非、2 と 3 の違いをわかってほしい（治療は全く異なる）
（合剤は間違っている）

1　脳脊髄液還流障害高血圧（頚部脊柱管狭窄症）　　　　（1％位）

　　　　静脈圧正常。腰部脊髄液圧低下。

2　血流抵抗型高血圧　　血管狭窄高血圧　　　　　　　（80〜90％）
　　　　　　　　　　　　　高度緊張型高血圧

3　塩分排泄不全高血圧　塩分による　浸透圧上昇高血圧　（10数％）

　　　　　　　　　　　　　→　循環血液量過多高血圧

　　　　　　　　　　　　　　　　（腎機能障害）

※世の中は 2・3 とも同じ高血圧として考えて統計を取り、治療している。これは大きな誤りである。まして**利尿剤との合剤は禁**。

1 脳脊髄液還流障害高血圧

(1) 静脈圧は正常。腰部脊髄液圧は低下または正常。

(2) 特に頚部脊柱管狭窄症があるということは、必ず脊髄液の流れが阻害され、脳細胞の活動が抑制されていて、強いては脳細胞の生死に関わる。

(3) 正常圧水頭症（認知症）と呼ばれるのも、まさにこれが原因かも。

症例　68歳　男性　　行動・発言が典型的認知症、高血圧

〈術前〉高血圧　　　　　　　　〈術後〉血圧正常
血圧156／92　脈59　　　　　血圧136／70　脈67
「頚部脊柱管狭窄症」　　　　「脳外科名医により狭窄部解消」

① H28.7.15

② H28.8.2 OPE

①′ H28.7.2

②′ 術後1年　H29.8.24

〔術後1年側脳室（前角後角）縮小　血圧正常化〕
術後すぐに、認知症症状および高血圧は全て正常化した。

動脈血から出た浸出液が細胞を生かしている

血液・リンパ液循環の原理

U字管の原理（一瞬で血液が戻ってくる仕組）

心臓が **60ml血液** を大動脈に出せば
即 **60ml** 心臓に返ってくる

脊髄液は血液から濾出した液が、脳細胞に酸素と糖を与え代謝副産物を排出した後のリンパ液です。脳細胞にとっては非常に重要。

脊髄液の役割

1．脊髄液は、動脈毛細血管から濾出した酸素と糖を脳細胞に与えた後
　のリンパ液です。

2．脊髄液が流れなくなると、脳細胞が代謝出来なくなり死滅します。

3．脊髄液がどんどん流れれば、認知症の時に増加するアミロイドβも
　どんどん排出され、好結果になるでしょう。

4．運動をすれば、脳動脈血流、静脈血流、そして脊髄液還流の全てが
　好循環すると考えられます。

2　血流抵抗型高血圧（80〜90%）・・・ 血管狭窄高血圧

治療：狭窄部の拡張に努める
- ・ストレスをとる
- ・臓器保護剤を使う
- ・プラーク（血栓）を作らない
- ・血管拡張剤を少量使う

（利尿剤禁----脳貧血↑）

減塩すると血管内浸透圧が下がって水分が減り、血球、脂質濃度が上昇する。

高度緊張型(60%)

昼間の心配事が睡眠時まで続いていて、血管収縮している。

混合型(30%)

緊張による血管収縮、及び血管内にプラーク

血管閉塞型(1%)

血管内にプラーク

【ストレス

（1）高度緊張型高血圧 － ストレス高血圧 （多数）

日本高血圧学会のガイドラインにはほんの2～3行しか書かれていないのが現状である

睡眠時血管

治療：ストレスの除去

昼間の心配事が睡眠時まで続いていて、血管が収縮し、睡眠時正常血圧にならない。ただし、臓器保護剤が有効。

① 臓器保護剤睡眠時正常化高血圧

　昼間ストレスが睡眠時高血圧として残っている場合でも、臓器保護剤（ACE阻害剤・ARB剤）で夜間睡眠時血圧が正常になる場合。各臓器に対する緊張・ストレスを和らげるため、結果的に血圧を下降させるが下がり過ぎることは起こらない。

ａ．症例　62歳　男性

※ 睡眠時、ものを考えているので酸素消費量がいつもより多く、血圧も脈も充分下がらない。（ 〜〜〜 の部分）

高血圧 】

◎ 正常人は昼間、活動により緊張で高血圧になっていても、眠前眠くなれば自然と緊張が取れて、睡眠時正常血圧になる。

同症例で臓器保護剤を服用後、睡眠時正常血圧

臓器保護剤の服用(ストレスを臓器に与えない作用)により、

※ 睡眠時、血圧が下がり、脈数が最低血圧より下がって正常血圧。

※ よく眠れて、元気になった。ACE阻害剤・ARB剤は多量に使っても睡眠中に下降しすぎることは起きない。
しかし、限界があって多量に使ってもストレスが強いと下降しきれない。

※ 活動時も血圧が下がっていて、服薬しない日よりも、落ち着いて仕事が出来ていると思われます。

※ したがってこの高血圧は、緊張やストレスによって上昇していたと結論できる。

【ストレス

b．この症例は重症の高血圧者なのか？

症例　57歳　男性

薬（−）

高血圧 】

（同症例）

薬（＋）

塩酸デラプリル30mg（分×2）　　（ACE阻害剤）

ACE阻害剤の投薬により、睡眠時及び仮眠時血圧が、100/60mmHgと脈とともに正常血圧化。日中高血圧も緩和。したがって日中の高血圧は、単にストレスによって生じているものと結論できる。

② 時過ぎれば正常化となる強度高血圧

症例　73歳　女性

遺産相続でもめている時

薬（－）

※　相続論議をしていると、睡眠時高血圧。日中高度高血圧となり、翌日思い出してまた血圧上昇。疲れてうとうとすると血圧下降。
　　また思い出して、上昇を繰り返す。

※　脈数はあまり増えない

（同症例）1年後

遺産相続問題が解決すると

※ 睡眠時下降しない血圧の人が、緊張やストレスを和らげて臓器に伝える
ACE阻害剤、ARB剤服薬で、睡眠時正常化する血圧になり得る血圧日
内変動は、感情による緊張型高血圧と言えます。

【極めて貴重な超高

③ 超高度ストレス高血圧

症例　74歳　女性　　以下にこの症例の経過を示す

a. **家業が倒産**した時
　　　・・・**睡眠中も、血圧が200／90mmHg**

'89.10.5　　　　薬（＋）
　　　　塩酸デラプリル30mg（ACE阻害剤）

24時間高度高血圧

度ストレス高血圧　】

日が変わっても、睡眠中強度高血圧

いかなる薬も効果がない。
　ストレス以上に血圧を上げるものはない。

b. 息子さんが就職できた時（ストレスがとれて昼夜正常血圧）
・・・睡眠時、血圧が100／60mmHgに下降し正常化

（同症例）
'89.10.26　　　　　　薬（＋）
　　　　　　ニフェジピン30mg・塩酸デラプリル30mg
　　　　　　　　　　（ACE阻害剤）

睡眠時完全正常血圧

（同症例）

'89.11.10　　　　　　　薬（−）
　　　　　　　　　薬はいらなくなった

c. 寒さが到来した時（寒さは強いストレス）

寒冷高血圧　　　　　　　**睡眠時正常血圧**
（昼間）　　　　　　　　　（布団の中は温かい）

（同症例）
'89.12.11　　　　　薬（−）

※ 日中は寒さで高血圧（ 〜〜〜 の部分）

※ 睡眠時は暖かい布団の中で正常に。血圧は100／50mmHgに下降。

寒冷高血圧はACE阻害剤で緩和　　活動時血圧を下降させる
（ 〜〜 の部分）

（同症例）
'89.12.27　　　　　　　薬（＋）
　　　　　　　塩酸デラプリル30mg（ACE阻害剤）

※　グラフのように、ACE阻害剤、ARB剤等の臓器保護剤は活動中の高血圧を下降させるが、正常な睡眠時血圧は変化させない。

【超高度ストレス高血圧】

a. 家業が倒産した時

b. 息子さんが就職できた時（ストレスがとれて昼夜正常血圧）

c. 寒さが到来した時（寒さは強いストレス）　寒冷高血圧

まとめてみると 】

日が変わっても、睡眠時強度高血圧

薬はいらなくなった

寒冷高血圧は ACE 阻害剤で緩和

④ **長期高度ストレス高血圧・・・経理にケリがつかねば型**

昨今の会社がうまくいっていない中小企業経営者

症例　62歳　男性
'99.5.8

（同症例）
'99.6.12

服薬しても、改善されない、効果なし。

薬（＋）（ARB剤）

★カンデサルタン 12mg → AM8:00

睡眠中

睡眠時高度高血圧

※ テレビを見ている時は少し血圧下降（〜〜〜 の部分）

(同症例)
'99.6.30

効果なし

薬（＋）（ARB剤・カルシウム拮抗剤）

（同症例）
'99.7.7　普通投薬量の5倍服薬

効果なし

薬（＋）（ARB剤・カルシウム拮抗剤）

◎　どのように投薬しても睡眠時血圧は正常化しない。
　　ストレスとはそういうものである。

【悪性高血圧と

⑤ 高血圧はストレスと葛藤している姿である

"血圧" は "ストレス曲線" と言える

a. 感情、緊張、興奮（ストレス）によって起こる血圧変化
（昇圧ホルモン、カテコラミン（ノルアドレナリン・アドレナリン）、レニン等）

A　悪性高血圧

① ストレスを感じている時 ｛ (イ) 仕事が上手くいかない時
　　　　　　　　　　　　　 (ロ) 職場で嫌なことがあった時
② 急いでいる時　　　　　　 (ハ) 対人関係で緊張が高まっている時
③ 運動している時　　　　　 (ニ) 金銭的な悩み

④ 寒さ

⑤ 危険を感じた時

⑥ 疼痛を感じている時

⑦ 体の臓器に異常がある時 ｛ 脳でも、肝臓、腎臓、眼、耳でも、その臓器のために血圧を上げ、血流を増やして、治癒させようとしている姿である。

B　良性高血圧・・・要するに、意欲が出て行動している時

① 嬉しい時

② 楽しい時（落語・漫才・漫画を見ている時）

③ 旅行している時

④ 意欲を持って運動している時

⑤ 仕事が非常うまくいっている時

良性高血圧 】

b．AとBは全く違う高血圧

A（悪性高血圧）	B（良性高血圧）
怖さ・不安・緊張	意欲ある活動・嬉しさで興奮
◎ 最低血圧が上昇 ⟷	◎ 最低血圧が下降

泥棒が入っていないか気になる

緊張した時は酸素をより必要とします。脳は、瞬時にして脳・筋肉などに酸素が行き渡るようにノルアドレナリンを多量に出して血管を収縮させ、血圧・脈圧を急上昇させます。全身の毛細血管の網目から瞬時に酸素とブドウ糖が各細胞に行き渡るようにして、身の危険に対処出来るようにします。

緊張だけが高まっている

※ノルアドレナリンだけ出て、

★アドレナリンが出ていない

★血流は良くなっていない

※ 最低血圧↓↓　最高血圧↑↑
　➡脈圧↑↑↑（≒1回心拍動量↑↑↑）

※ 脈圧↑↑↑×心拍数↑↑↑
　≒ 心拍出量↑↑↑↑

全力で心拍出を行っている姿をうかがい知ることができます。

血流も良くなっている

※ノルアドレナリンの他に、

★アドレナリンが出て血管を拡張させ、血流が大変良くなっている

★TPA(血栓を溶解するたんぱく質の一種)産生も多くなって、血管壁がきれいになる

【混合型高

（２）混合型高血圧（多数）

睡眠時血管

緊張による血管収縮、および血管内にプラーク

極めて貴重な症例　その２

① 長期高度睡眠時高血圧：普通量の数倍の薬が効かない

動脈硬化がきついと思われていた症例

症例　54歳　男性

'89.6.5　　　　　　薬（－）

度高血圧 】

（同症例）
'89.6.20　　　　　薬（＋）
　　　　　塩酸デラプリル20mg（ACE阻害剤）

少し降圧しているが
効果なし

（同症例）

'89.12.18 　　　　　　薬（＋）　　増量

　　　　　　　　塩酸デラプリル30mg（ACE阻害剤）

効果なし

（同症例）

'90.1.7　　　　　　　薬（＋）　更に増量
　　　　　　ニバジール8mg（カルシウム拮抗剤）
　　　　　　塩酸デラプリル30mg（分2）（ACE阻害剤）

効果なし

多種多量降圧剤を投与しても睡眠時高血圧

（同症例）56歳

'90.11.29　　　　　薬（＋）

マニジピン20mg（分1）（カルシウム拮抗剤）

デラプリル30mg（分2）（ACE阻害剤）

効果なし

> **3週間のインド旅行後 ストレスがとれて
> 初めて睡眠時不完全正常血圧**

インド旅行後、血圧下降

（同症例）
'91.3.28　　　　　　薬（＋）
　　デラプリル30mg（分2）（ACE阻害剤）
　　マニジピン40mg（分2）（カルシウム拮抗剤）
　　ニカルジピン60mg（分3）（カルシウム拮抗剤）

　この人の睡眠時高血圧の原因が動脈硬化だけであるならば、睡眠時拡張期血圧が100／60mmHgにも下降しないはず。高度に昇圧ホルモンが出続けていたということで、決して塩によるものではなかった。
　したがって、緊張によって拡張期血圧が上昇していた部分があるということになる。海外旅行でストレスが和らいだ為と考えられる。

2年後には再び睡眠時血圧が下降し難くなった

（同症例）58歳

'93.1.12　　　　　薬（＋）　**常用量の数倍投薬**
　　マニジピン15mg（分3）（カルシウム拮抗剤）
　　ニフェジピン30mg（分3）（カルシウム拮抗剤）
　　アラセプリル75mg（分3）（ACE阻害剤）

さらに1年後、3週間英国旅行後では、しばらく完全に睡眠時脈圧帯が正常化した。

英国旅行直後、睡眠時完全正常血圧

（同症例）59歳

'94.8.20　　　　　　薬（＋）
　　　マニジピン15mg（分3）（カルシウム拮抗剤）
　　　ニフェジピン30mg（分3）（カルシウム拮抗剤）
　　　アラセプリル75mg（分3）（ACE阻害剤）

睡眠時完全正常血圧

　血管血栓の為だけで、睡眠時に高血圧になっている場合であれば、このように睡眠時正常血圧になるはずは決してないと言えます。むろん塩で血圧が上昇していた訳ではなかったと言える。

　睡眠時もストレスで緊張して血圧が高かったが、旅行で異なる社会を見聞して、睡眠時は緊張がとれて血圧が下がったと考えられる。

さらに2年後、61歳では、再び睡眠時高度高血圧になってきた

(同症例) 61歳
　'96.5.7　　　　　　薬（＋）　　**常用量の数倍投薬**
　　　　マニジピン10mg（分2）（カルシウム拮抗剤）
　　　　ニカルジピン40mg（分2）（カルシウム拮抗剤）
　　　　ニフェジピン30mg（分3）（カルシウム拮抗剤）
　　　　アラセプリル75mg（分3）（ACE阻害剤）

　このように、頑固な高血圧も、常に持続する過緊張状態が加わっていたことが、長期旅行をしてはじめて分かった。
（この場合は、カルシウム拮抗剤を多量に服薬しているので、動脈硬化プラークもあり得る）

【混合型超高度高血圧】

薬（−）

多種多剤投与しても睡眠時高血圧

常用量の数倍投薬

まとめてみると 】

さらに増量

インド旅行後、血圧降下

英国旅行直後、睡眠時完全正常血圧

【冬と

ｃ．夏の暑さは、強い血管拡張剤。（お酒も血管拡張剤）

症例　81歳　男性

冬　　　　　　　　　薬（＋）
　　　　　　マニジピン5mg×3　（カルシウム拮抗剤）
　　　　　　　（降圧力強力）

'90.12.19

夏では 】

夏　　　　　　　薬（−）

夏が来れば、薬がなくても同じ血圧変化

（同症例）
'91.7.2

② **脂質異常者、肥満者、糖尿病者、高飲酒者、不整脈者で**
　ストレスのある人

　　種々の降圧剤は多種多量服薬しても睡眠時正常血圧にならず、長期旅
行により服薬なしで睡眠時正常血圧になれば、過緊張型。
この時、多量のカルシウム拮抗剤を必要とすれば、混合型。
血管エコー検査等でさらに確かめてください。

※頸動脈・腹部大動脈エコーで、

　　　　プラークが有れば　混合型
　　　　プラークが無ければ　高度緊張型　　となる。

（3）血管閉塞型高血圧　朝食が少ない人に非常に多い

（ストレス社会において、血管閉塞型単独の高血圧は非常に少ない）

① 定義

- 生活を変えても睡眠時4回以上そして、1ヶ月以上測定して最低血圧が70mmHg以下にどうしても下降しない方で、頸動脈エコーでプラークのある方。

- 腹部エコーで腎石、腹部大動脈に石灰化のある方。
  60才を過ぎると、動脈血管内にプラークができている人が多い。

- 活動時も血圧の変化が見られず、昼夜の血圧が一日中ほぼ一定であり、一年中血圧変化がない。

- ACE阻害剤、ARB剤に全く反応がない。

【血管閉塞のみの

症例　64歳　女性（149cm　37kg）
一日中（24時間）無変化の高血圧

薬（－）

高血圧パターン 】

② 治療

　カルシウム拮抗剤を服用し、高脂血症、高尿酸血症、および脱水を治すと共に、抗血小板剤や、凍結乾燥ミミズ食品「プロルベイン」の服用を是非行って下さい。
　睡眠と電解質液を摂取して運動をして下さい。

II

塩分過剰高血圧

ストレスや動脈硬化高血圧とは全く別

【塩分が多過ぎ

塩分排泄不全高血圧（腎障害者のみの特殊高血圧） 10数％

（過剰塩分により、血管内の浸透圧が高まり血液量が増加し過ぎた状態）

循環血液量過多・・・浸透圧上昇高血圧

（1）治療：利尿と減塩（蛋白制限）

★ 体の全ての血管がポンポンに膨張していて、その結果、血圧が上昇している状態

★ Ca拮抗剤、すなわち血管拡張剤を使えば、更なる血管の膨張を促すことになり、血管の負担が増える。一時的に血圧が下降するだけで、治療にはつながらない。
ただし、腎輸出動脈を拡大するカルシウム拮抗剤はその限りではない。

★ ARB剤・ACE阻害剤は高血圧になっている原因が異なるので、それほど意味がない。

◎ 鬱血性心不全は静脈系のみの循環血液量増大です。
   止むを得ず利尿を必要とします。

か少な過ぎか 】

（2）塩感受性の高い人・低い人がいると言っているけれど？

"今、塩分が多いが少ないか"分かる血圧と脈

●血液中に塩分が多い時の血圧と脈

- 徐脈（50bpm位）
- 最低血圧が高値（100mmHg位）　｝夕方ほど顕著
- 脈圧幅が拡大し最高血圧が高い
- 静脈圧上昇

●血液中に塩分が少ない時の血圧と脈

- 最低血圧が低く最低血圧より脈数が多い状態
- 静脈圧低下

決して減塩してはいけない

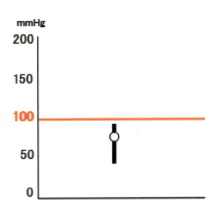

【 塩分過剰型 】

（３）血液中に総塩分量が多い時の血圧と脈数
（血管内浸透圧が上昇し循環血液量過多の状態）

- 徐脈（50bpm位）
- 最低血圧が高値（100mmHg位）
- 脈圧幅が拡大し最高血圧が高い
- 静脈圧上昇

夕方ほど顕著

※　たとえ eGFR-N が悪い人でも
　　その時の血圧、脈数が上記の如くに
　　近づいていないならば、排尿に応じて
　　電解質液を摂取せねばならない。
　　排尿、発汗で出た電解質液は当然補充せねばならない。

のパターンⅠ】

① 塩分摂取過剰型（塩分排泄不良型）　その１

日中の食事摂取による塩分が排泄されず、夕方ほど血中浸透圧が上昇し、血管内血液量が増加したことによる、血圧と脈の変化である。

尿素窒素：37.4mg/dL　　ナトリウム：146mEq/L
クレアチニン：2.15mg/dL　　クロール：109mEq/L
eGFR-N：18mL/min

―――― 拡張期血圧が夕になるにしたがって上昇
- - - - 脈数は反比例して夕になるほど下降

①´ 同症例の、**多量頻回水分摂取し、多数回排尿させた腎機能障害者の血圧変化**

塩分排泄されたことにより、血圧も下降する時がある。脈数も変化する。

【塩分過剰型

② 塩分摂取過剰型（塩分排泄不良型）その2
塩による高血圧は高血圧の一部にすぎない。

- 徐脈（50bpm位）
- 最低血圧が高値（100mmHg位）
- 脈圧幅が拡大し最高血圧が高い

｝夕方ほど顕著

※過剰塩分摂取弊害は腎機能障害者のみに起こる
※過度の低塩分摂取弊害は正常人ばかりでなく高血圧者にも起こる
　　　　　　　　　　　　　　（Lancet誌 2016-5-20）
※塩分による高血圧者以外は減塩してはいけない

症例　64歳　男性　（169cm　68kg）

'99.5.10　　　　　薬（－）
　　クレアチニン：1.5～1.6 mg/dL
　　尿素窒素：21～32mg/dL
　　ナトリウム：146～147mEq/L

のパターンⅡ】

②´ ACE阻害剤・ARB剤・カルシウム拮抗剤が効かないので
木防已湯と少量の利尿剤を服用

　　腎機能が悪くなると塩分排泄が悪くなり、循環血流量が過剰になって、過剰輸血と同じ循環状態となります。最低血圧が高値になると共に最高血圧も上昇し、徐脈になります。なかなか降圧剤が効かず、この高い血圧を作り出す心臓は、やがて疲れて心不全を来します。

　　浮腫も出て夜間頻尿になってきますが、利尿剤も副作用がでてきますので、塩分制限は無論のこと、蛋白制限も行うと共に、副作用の少ない漢方薬の木防已湯が効果的です。

◎ 「腎機能が悪くなったので塩分が貯留してくる」と考えられ、
　 「塩分摂取が多いから腎臓が悪くなる」とは言い切れないでしょう。

同症例
'99.6.8　　　　　　　　　　　　**薬（＋）**

ベシル酸アムロジピン2.5mg・塩酸テモカプリル8mg
木防已湯と少量の利尿剤服用

※ ―― 少し血圧降下が見られる

日本高血圧患者4000万人の主要因は、

《 今まで 》　2009年 日本高血圧学会

腎障害	脂質異常	遺伝 本態性高血圧
約500万人	約900万人	約2500万人（60％）

《 これが本当でしょう 》

Ⅲ

最低血圧に対する脈数の位置は大変重要である

── 下の血圧より脈数が多い時は危険 ──
（全血管内容積に対して、血液量が少ないということ）

最低血圧より脈数が多い時は、まず脱水（低塩分）を考える

1、血液量が少ない（血管内浸透圧が低い、すなわち脱水）

2、血管が拡大していて血管収縮力がない

3、心拍出量が少ない

以上、いずれも全血管内容積に対して、血液量が少ない。

したがって、血液量を増やす必要がある。

決して、減塩して血液量を減らしてはいけない。

4、カルシウム拮抗剤の使い過ぎ

5、利尿剤の使い過ぎ

A　塩分摂取が少なすぎる方が問題

1　腎障害者以外の人が
　　高血圧の人も含めて　｝　減塩すると
　　　　　　　　　　　　　　　更なる脱水につながる　　（p.118）

2　血液中に総塩分量が少ない時の血圧と脈数　　（p.119）

3　糖尿病者は脱水状態にある　　（p.120）

4　長期の脱水が血栓を作り、最低血圧上昇　　（p.121）

5　塩分不足がプラーク形成の主因　　（p.122）

6　朝は誰でも血液が濃くなっている！　　（p.128）

7　血圧が上がると血管が収縮して、　　（p.129）
　　　　血管内容積が減少して血液が濃くなる！

8　外来血圧で朝食量を判断　　（p.130）

9　高血圧の人も塩分摂取が少なすぎる方が問題　　（p.133）

B　血管拡大硬化症　　（p.140）

C　心拍出量低下時　　（p.141）
　　　　　　　ただし、鬱血性心不全の時は別

D　最低血圧が高くて脈数が多い時　　（p.141）

E　最低血圧が高くて脈数が少ない時　　（p.141）

【塩分摂取が少な

A 塩分摂取が少なすぎる方が問題

1　腎障害者以外の人が高血圧の人も含めて　減塩すると脱水につながる

　① 血管内浸透圧が下がる

＝

　② 血管内に水分を取り込めない

＝

血管内の水分が減少（＝脱水）

　③ ｛ 最低血圧より脈数増加
（全血管内容積に対して血液量減少）

血管内の血漿・血球・脂肪・尿酸の濃度が高まる

　④ 梗塞促進↑

最低血圧より脈数が多い時には、

★　頸動脈 ｝ エコーをしてみて下さい。
　　腹部大動脈　高率に プラーク（血栓） が見られます。

★ 最高血圧を心配するよりも、最低血圧より脈数の多い人は要注意。
★ プラークが多くなってくると、最低血圧が75mmHg以下にならなくなってくる。

過ぎる方が問題 】

2　血液中に総塩分量が少ない時の血圧と脈数
　　　（血管内浸透圧が下降し循環血液量減少し続けた状態）

全血管内容積に対して、総血液量減少

　① 最低血圧が低く最低血圧より脈数が多い状態
　② 静脈圧低下

3　糖尿病者は脱水

　アサワ医院通院糖尿病患者257名のうち202名、すなわち79%が最低血圧より脈数が多い。

① 　最低血圧より脈数が多いということは、総血管容積に対して血管内循環血液量が相対的に少ないということである。

② 　糖尿病者は普通の人より排尿が多く、電解質も排泄されていて、血管内浸透圧が低く脱水状態にある。

糖尿（ﾍﾓｸﾞﾛﾋﾞﾝA1c6.3%以上）の人		
総数	最低血圧＜脈	割合
257人	202人	79%

※ 血圧、脈数は静かな場所で4回以上測定し、その中で心の落ち着いたと思われる最も低い値を基準に統計をとった。

平均	最高血圧	最低血圧	脈
全体	129	70	77
最低血圧＜脈の人	125	67	79

水状態である 】

4 長期の脱水が血栓を作り、最低血圧上昇

　アサワ医院通院糖尿病患者257人のうち55人（21％）は、最低血圧より脈数が多くなかったが、うち33人が頸動脈エコーをしており、28人にプラークが形成されていた。実に85％がプラーク有であった。（22人（40％）は未検査）

　① 糖尿病者で最低血圧より脈数が多くない人は、すでに血管内プラークが形成されており、血管内容積が少なくなっていて最低血圧が低下し難い状態にまで動脈硬化が進んでしまっていると考えられる。

最低血圧＞脈	プラークあり	プラークなし
55 人（257人中） 21％	28 人（33人検査中） 85％	5 人（33人検査中） 15％

【結論】

1, 糖尿病者は尿排泄量が多く、79％の人が最低血圧より脈数が増加していた・・・・・血管内腔に対して相対的に循環血液量が減少している。

2, 残りの21％のうち60％の人が頸動脈エコーを受けていて、その85％の人が頸動脈内にプラークがあった。このことは、血管内プラークによって血管内容積が少なくなっていて、最低血圧が下降し難くなってしまっていると考えられる。このことはエコーをしなかった22人を除く257人中230人が、本来最低血圧より脈数が多いと考えられ、なんと糖尿病者の98％の人が低電解質（脱水）、循環血液量不足者とも考えられる。

【 塩分不足がプラ

5 塩分不足がプラーク形成の主因

　アサワ医院の患者さんの中で、腎障害者以外で肥満や最低血圧が高い、LDL値が高い等で長期通院されている頚動脈エコーを施行した687人を対象に、静かな場所で4回以上血圧測定して、気持ちが一番落ち着いた時、すなわち最も低い最低血圧と脈数を記録。記録結果に基づき上の3群に分類し、以下の3点について調べた。

---

a群：塩分不足の人（全血管内容積に対して血液量が不足している状態）
　　・・・常に最低血圧より脈数が多い人（塩分摂取不良の人）300人

b群：高血圧の人（塩分不足以外の）
　　・・・最低血圧が75mmHg以上の人　　298人

c群：普通の人
　　・・・最低血圧が75mmHg以下の人　　89人

１，頚動脈エコーを施行し、各群における年代別血管内プラークの有無の割合

２，LDLコレステロール値が130mg/dL以上の人の各群における割合と、血管内プラーク形成者数との割合

３，ヘモグロビンA1cが6.3%以上の人の各群における割合と、血管内プラークの有無者数との関係

ーク形成の主因 】

【結果１】 頚動脈における血管内プラークの割合

血圧は静かな場所で4回以上測定して最も低い値を基準

○ 塩分不足の人

最低血圧より脈数が多い人				300人		
a群	プラークなし		プラークあり		プラークありの割合		
	男	女	男	女	男	女	計
30代	5	0	0	0	7%	0%	6%
40代	9	3	1	0			
50代	7	5	3	3	30%	38%	
60代	6	10	20	17	77%	63%	
70代	3	12	44	49	94%	80%	82%
80代	0	6	45	38	100%	86%	
90代	0	1	3	10	100%	91%	

78%

	最高血圧	最低血圧	脈
平均値	119	68	81

① 平均最高血圧119mmHg、最低血圧68mmHg、脈数81bpmであった。

② 全年代の78％の人に頚動脈プラークが形成されていた。 これは他群より多くb群の69％よりも9％、c群の71％より7％高値であった。逆に、高血圧群のb群が最もプラーク形成数が少なかった。

③ 男女とも年々プラーク形成率は加速していた。50歳以上は急速に加速した。特に80歳以上の男性はプラーク形成率が100％であった。

○ 高血圧の人

最低血圧が75mmHg以上の人				298人		
b群	プラークなし		プラークあり		プラークありの割合		
	男	女	男	女	男	女	計
30代	1	0	1	0	11%	0%	10%
40代	15	2	1	0			
50代	12	7	13	4	52%	36%	
60代	15	15	36	18	71%	55%	
70代	7	11	49	39	88%	78%	74%
80代	1	4	23	15	96%	79%	
90代	0	1	3	5	100%	83%	

69%

	最高血圧	最低血圧	脈
平均値	135	83	70

① 平均最高血圧135mmHg、最低血圧83mmHg、脈数70bpmであった。

② 全年代の69％の人に頚動脈プラークが形成されていた。これは3群で最も少ない率であった。

【 悪玉コレステロール

○ 普通の人

c群	最低血圧が75mmHg以下の人　89人							
	プラークなし		プラークあり		プラークありの割合		
	男	女	男	女	男	女	計
30代	0	0	0	0			
40代	0	0	0	0			
50代	3	3	0	1	0%	25%	
60代	1	5	6	5	86%	50%	
70代	4	8	18	13	82%	62%	71%
80代	2	0	18	1	90%	100%	
90代	0	0	1	0	100%		

	最高血圧	最低血圧	脈
平均値	122	68	61

① 平均最高血圧122mmHg、最低血圧68mmHg、脈数61bpmであった。

② 全年代の71%の人に頚動脈プラークが形成されていた。これはa群より7%少なく、高血圧者であるb群より2%多いという結果であった。

《まとめ》その1

★ 塩分摂取不良、すなわち最低血圧より脈数の多い人は、血管内プラークが非常に出来易いので、高血圧を気にすることよりも、電解質摂取をしっかりすることが大変重要である。

★ 便秘の人は、便秘でない人より明らかに寿命が短いという統計がある。ここでも便秘の人、すなわち脱水の人は短命となることが証明されている。

よりも塩分不足が危険 】

【結果２】 LDL（悪玉コレステロール）が
130mg／dL以上の人の血管内プラーク形成率

血圧は静かな場所で4回以上測定して最も低い値を基準

塩分不足の人

最低血圧より脈数が多い人			300人
a群		LDL高値	割合
プラークなし	67	54	80%
プラークあり	233	170	73%
総数	300	224	75%

高血圧の人

最低血圧が75mmHg以上の人			298人
b群		LDL高値	割合
プラークなし	91	65	71%
プラークあり	207	158	76%
総数	298	223	75%

普通の人

最低血圧が75mmHg以下の人			89人
c群		LDL高値	割合
プラークなし	26	19	73%
プラークあり	63	48	76%
総数	89	67	75%

① 3群ともLDL高値の人の割合は75％で全く同じ。LDL高値は血圧にはあまり影響がない。

② a群はLDL高値であってもプラークなしの人の方が多い。すなわち、LDL高値と関係なく、塩分不足によりプラークが形成されている。しかも、その割合が他群と逆。最低血圧より脈数が多い時（低塩分の時）の方がプラーク形成にLDLより関与が大きい。

③ b、c群はプラークありの人の方がLDL高値の割合が多い。すなわち、b、c群においてはLDL高値の方がプラーク形成に関与している。

④ ②・③から、プラーク形成には低塩分であることの方がLDL高値よりも影響が大きい。

《まとめ》 その２

ここでもやはり、ＬＤＬ高値を気にするよりも、
塩分不足の方がプラークが出来易い。

要注意。

【 糖尿病者排尿過多、

【結果３】ヘモグロビンA1cが6.3%以上の糖尿病者の血管内プラーク形成率

血圧は静かな場所で4回以上測定して最も低い値を基準

塩分不足の人

最低血圧より脈数が多い人			300人
a群		糖尿	割合
プラークなし	67	21	31%
プラークあり	233	70	30%
総数	300	91	30%

高血圧の人

最低血圧が75mmHg以上の人			298人
b群		糖尿	割合
プラークなし	91	6	7%
プラークあり	207	43	21%
総数	298	49	16%

普通の人

最低血圧が75mmHg以下の人			89人
c群		糖尿	割合
プラークなし	26	5	19%
プラークあり	63	17	27%
総数	89	22	25%

① a群が糖尿病である割合が30%で最も多く、b群の16%に比べて約倍数。
　低塩分（最低血圧より脈数が多い人）は非常にプラークが出来やすい。

② a群では、糖尿病でプラークありとプラークなしはほぼ同率で30%。すなわちプラークは糖尿病で
あるかないかに全く関係ない。最低血圧より脈数が多い状態（低塩分）の時に出来る。（糖尿病でプ
ラークが増加するのではなく、糖尿病の人は排尿が多く塩分排泄も多くなることで、最低血圧より脈
数が増加した状態になり、その状態が他の群より2倍も多くプラークが出来るということを教えてくれて
いる。）

③ b群は、プラークなしで糖尿病の人が7%、プラークありで糖尿病の人はその3倍の21%。高血圧者
でもプラークありは糖尿病の人で、多排尿のため塩分は塩分排泄が多くプラークが出来やすいと考え
られるが、ストレスや血管狭窄によって血圧が上昇してしまっていて、最低血圧より脈数が多いパタ
ーンが見えなくなっていると考えられる。

④ 頚動脈エコーをした糖尿病者162人のうち56.1%の人が最低血圧より脈数が多い。この値は前項で
示した通り全糖尿病者では79%であるから、エコーをした糖尿病者は血管内にプラークが形成され
て血流が阻害されており、最低血圧が上昇してきた人が多く含まれているためと考えられる。

《まとめ》その3

★ 糖尿病の人は非常にプラークが出来易い。
　しかし、プラーク有無の割合は、塩分不足の人と同率である。
　むしろ塩分不足の人の方が少し多い。

★ したがって、糖尿病だからプラークが出来るというよりも、
　糖尿病の人は排尿が多いので塩分も出過ぎていて、
　最低血圧より脈数が多くなって、その結果プラークが
　出来易いと考える方が合理的である。

塩分不足で血栓増多 】

【糖尿病治療の注意点】

以上より、次の事柄も当然考えられる

(A) 糖尿病者は排尿が多く、電解質不足になっていて最低血圧より脈数が多くなっています。したがって常に電解質摂取に努めなければならない。（全血管内容積に対して血液量が少ない）

(B) 糖尿病者に選択的SGLT2阻害剤を使うと、さらに利尿が高まるので塩分排泄が多くなり、よりプラークが出来やすい。

　　したがって、より多くの塩分（電解質）補充が必要となります。

　※ 選択的SGLT2阻害剤を使用後、最低血圧に対して脈数が明らかに増加します。

(C) 糖尿病薬の使用に当たっては、DPP4阻害剤や選択的SGLT2阻害剤も、
　　夕食の血糖値を速く下降させるべく投与することが大変重要である。

　　　【理由】 ・ HbA1cは高血糖時間が長く続くことが一番悪い
　　　　　　　・ 一般的に3食のうち夕食に高カロリーな食事を摂る人が多く、
　　　　　　　　その場合、そのまま寝てしまうので血糖値がなかなか下降しない。

(D) 糖尿病高血圧者に利尿剤を使うと良い結果にならない。
　　理由は【結果3】により解明された。

★ 　医学会は、
　　　　様々な原因を含んだ高血圧統計をエビデンスだと称して、
　　　　　　「血圧が高いことは悪いことだ。」
　　　　　　「塩は血圧を上げる、だから悪いんだ。」
　　　　と、三段論法で言い張っています。

　　　　血圧の根本が分かっていないのではないでしょうか？

◎ 最高血圧で血圧を論じるよりも、長年に渡って最低血圧より脈数が多い状態が続くことのほうがはるかに危険であるということがお分かりいただけたと思います。
　ですから、腎機能が悪くない限り、減塩をしてはならないということです。
　誰でも刻々と水分と塩分が血管から膀胱に排出されているのですから。

6　朝は誰でも血液が濃くなっている！

　夕飯から朝飯までの時間は他に比べて長いですよね。12時間くらいは空く方が多いのではないでしょうか？

(1) 人は寝ている間にも尿や汗や鼻息で水分を失っています。
　　涼しい時でも、少なくとも一晩で500〜2500mlはなくなっています。

　夕食後の体重と、起床時の排尿後の体重の差が、夜中になくなった水分量です。
　その差は1kg〜1.5kgぐらいあります。すなわち1000〜1500mlの水分が夜中に、尿から、呼気から皮膚からなくなっているんですね。

(2) 夕食後の Ht（赤血球の濃度）が朝食前は5%上昇 （3月に計測）
　　（一晩で約500ml以上水分が失われ血液が濃縮。）

20代女性10人の平均（アサワ医院）

（朝はHtが5%上昇、すなわち500mlの水分が無くなった。）

7　血圧が上がると血管が収縮して
　　　血管内容積が減少し血液が濃くなる！

　朝は脱水状態になっているのに、時間に追われて、"あれもこれもしなければ"と緊張すると血管がキュっと締まり、血圧が急上昇するとともに、血管内の水分が血管外に出て行き、血液がさらに濃くなります。

★　4と5の両方の理由によって、朝方の血液は非常に濃縮しています。
　　したがって、朝方の脱水は厳重なる注意が必要と考えましょう。

　　　脳梗塞、心筋梗塞者の多数が寡少朝食者

8　外来血圧で朝食量を判断

　朝食がパンとコーヒーだけというパターンの人は、脱水などで年とともに 血管閉塞が強くなっていき、最低血圧が80台90台と上昇してきます。
　脳梗塞・心筋梗塞を起こす人の大多数は、朝食がパンとコーヒーというパターンの人で、脱水ぎみの方です。

簡単な朝食が大きな病気を作る

朝食 と 脱水

　夕食を食べた後の体重と、起床して排尿した直後の体重の差は、1kg〜1.5kg（1000ml〜1500mlの水分に相当）も異なっています。この差が夜中に出た水分量です。夕食が7時でしたら朝7時で12時間、お昼までででしたら17時間、その間に排尿だけで1000ml、鼻から400ml、皮膚から400〜2000ml位も、水分が体から無くなっています。その水分を、朝食のパンとコーヒー位で17時間の消失した電解質液を充足することは全く不可能です。

　血液や尿がどれ程濃くなり、血液量が大変少なくなっているか計り知れません。

　この生活が脳梗塞や心筋梗塞をはじめ、様々な病気を引き起こす原因にもなります。検診で分かってからでは遅いのですよ！

朝食 で 脱水対策

　水分だけ飲んでもすぐに尿になってしまい、その後の血液の中は脱水になってしまいます。

　同じ山に雨が降っても落ち葉の多い山は水持ちが良いように、朝は菜っ葉・大根・ナス・瓜類・トマト・スイカ・いも・カボチャなどをたくさん食べて腸管内を野菜のジャングルにして（ジュースではジャングルができない）、さらに味噌汁やお茶・水を入れて腸の中を「野菜と水の"ジャングルダム"」にしておくと、このダムから血液の方に常に水を送ってあげられますので、いつも血液が濃くならずに、サラサラしていて、脳梗塞や心筋梗塞も起こしません。抗凝固剤（血液をサラサラにする薬）では水分不足の血液をサラサラにすることはできません。

　尿も良く出ていて、血管内に尿毒素を残さないし、また、腎石・胆石も出来ません。無論、気管支や喉・鼻からも、水蒸気がたくさん出て、気道が常に潤い、咳が出にくくなります。皮膚も「カサカサ」しません。

　さらに良いことには、血液に潤沢な水分がある時は、めまい・ふらつきといった脳貧血を起こしません。また、頭痛・肩こり・各所の痛み・便秘もしなくなります。

朝ご飯をしっかり食べる為には、夕飯を早め（5時頃）に簡単な寝やすい食事（うどん位）にしましょうね。脳卒中・心筋梗塞は、一年を通して、午前3時からお昼までが圧倒的に多いのですよ。

> **遅い夕飯、肥えて寝不足、枯れた朝御飯！→脳梗塞・心筋梗塞**

　また、味噌汁は冬1杯ならば、夏は汗も多くかきますので、3杯で丁度ということになります。年中同じ食事量というのは、大変おかしな話ですね。
　また、今でも刻々とあなたの体から、膀胱に水分・塩分・カリウム・マグネシウム・リン・カルシウム等が出ていっているのです。ですから、漬物とお茶を1日に7回程、昔の人のように摂取すると安全です。

　体に水分が足りているということは、
　　　① 尿が濃くならない
　　　② 排尿回数が十分ある
　　　③ 便秘していない
　　　④ 喉が渇いていない
　　　⑤ 皮膚が「カサカサ」していない
　　　⑥ 下の血圧より脈数が増えていない
　　　⑦ 検血で尿素窒素（尿毒素）が増加していないことが必要です。

★　逆に濃縮した血液が何年も続き、血管内にコブができ、血流が悪くなり、下の血圧が75mmHg以下に常にならない方は、脳梗塞・心筋梗塞が近づいていると思って下さい。

9　高血圧の人も塩分摂取が少なすぎる方が問題

（1）　世界で最も有名な医学誌Lancetの2016年5月20日号に、Mente氏らが
　　　13万人調査して塩摂取による心脳腎トラブル・死亡リスクの発生率を発表。

> ①低塩分摂取（7.5g/日）は、
> 　　　高血圧症の人でも心脳腎トラブル・死亡リスクが増大
>
> ②高血圧症でない人は、
> 　　　塩分摂取量が多くて（15g/日）もリスクは増大しない

◎「健康な人」の塩分摂取量と死亡率の関係

★日本では一日6gに減塩せよと暴言されているのですよ。

（2）　入院高血圧者に1日6gの減塩治療で、50人中29人に有害事象発生
　　　　　　　　　　　　　　　　　　　（国際医療福祉大学　冨岡氏等　2016年5月）

減塩 減塩 をあまりおっしゃいますと

1， ある放送局では、「熱中症にならないよう水分をこまめに摂りましょうね」と放送しています。
　　水分だけを摂取致しますと、必ずその水分は20〜30分位で排尿されますが、その時水分だけで出て行きません。
必ず電解質も一緒に出て行きます。
　　これを繰り返せば体から電解質が減少し過ぎて、めまいふらつきやショックを起こし、かえって熱中症を起こします。

2， 茶や水分だけを摂取するのは過ち。
　　茶や水分を摂るなら漬物や塩昆布や梅干と一緒に。
　　茶や水だけの摂取はだめ。漬物だけの摂取もだめ。
　　両者を摂取してこそ体は喜ぶというもの。

3， 高血圧の人でもおしっこしますでしょう。その時は必ず水分の他に塩分をはじめとして、カルシウム・カリウム・マグネシウム・リン等の電解質も必ず出て行きます。
　　ですから、それらの電解質をその都度補わなければ、電解質不足による心血管イベントや死亡率が増加するのは当たり前でしょう。

4， 塩分が無いとファイトが出ない人生になり早死

――― 塩の無い人間は、しょーのない人間 ―――

　祖先が考えた、
　　① 味噌・醤油・漬物・梅干は素晴らしい健康食品ですね
　　② 日に7回漬物とお茶を飲む習慣は最も健康に配慮した安全対策

5， 生きているということは、常に 尿や汗、呼気 で瞬時刻々と電解質液を失くしているということを理解してほしい。

塩分が不足すると

　体内でナトリウムが不足すると、細胞内や骨に蓄積されているナトリウムが細胞外液（血液やリンパ液、胃液などの消化液）に放出され、塩分濃度を調節しようとします。体内でナトリウムが不足するとどのような症状が出るのでしょう？

⭐ めまいふらつきを起こす

　体内の塩分が少ないと血管内浸透圧が低下し血管内血液量も減少し、血圧が下がり脳貧血を起こし、めまい・ふらつきが起ります。

⭐ 食欲減退・脱力感

　体内塩分濃度の関係から細胞外液も少なくなります。胃液（塩酸Hcl）です。そのClは塩（NaCl）から作られます。消化液が少なくなると、だんだんと食欲がなくなります。食事量が減ると栄養摂、体の機能が衰え、体がだるくなり脱力感が出てきます。

⭐ 脱水症状・筋肉異常

　スポーツ中や、汗を大量にかく仕事をしているときは、水分と一緒に塩分も排泄され、体内の塩分濃度が低くなります。水分はよく補給しますが、塩分補給が十分でないと、体内の塩分濃度がさらに低くなります。低い塩分濃度に合わせるために、水分をたくさん排出しようとします。そのため、体内の水分は更に不足し、脱水症状や熱中症などが起ります。運動中は腎臓の機能が抑制されていると言われています。筋肉の伸縮に必要なナトリウムが不足することから、意識外で勝手に筋肉が収縮するという症状（けいれん）が起ります。

⭐ 精神障害・昏睡状態

　水を大量に飲んで体内の塩分濃度が一気に下がると、神経伝達が正常に働かなくなり、嗜眠や精神撹乱が起き、さらに症状が進むと昏睡状態になる可能性があります。

"誤ったエビデンス"もあるよ！

現代医学はエビデンス即ち統計に基づく医学です。そこに落とし穴があることに気付いていません。

1. 寝る時間が短い人程肥満になる…Evidence

    それなら痩せている人は寝なければ肥えるのか、という話になってしまうでしょう。
    本当は睡眠時間の短い人は寝るのが遅い。寝るのが遅い人は夕食が遅い。すなわちお腹を減らしきって食べているので、バカ食いをする。そして運動もせずにすぐ寝る。ですから肥える訳でして、夕食が遅い人が肥えるのです。
    夕食を15時とか16時にしたら殆ど食べたくないですよ！
    "遅い夕飯、肥えて寝不足、枯れた朝ご飯"に成るのがまずいんですよね。

2. ミルクよりも母乳の方がお腹を壊す…Evidence

    それならミルクより母乳の方が質が悪いのかという話になるでしょう。本当でしょうか？
    ミルクを与えられている子はいつでも決まった時間にしか与えられません。母乳の赤ちゃんは専業主婦で家に居て、ついだらしなく母乳を与えてしまうので、時に消化不良を起こし易い。そして寝苦しくさせ易い。発育も悪くなり易い。
    ですから、ミルクと母乳の差ではなくて、飲ませ方の差でありましょう。
    以上のようにEvidenceの名の下に短絡(short circuit)的に考えてはいけないEvidenceが多々あるということです。

3. 物事には統計を取らなくても分かる定理があります。

    例えば、水を全く飲まねば死ぬ。飲み過ぎても死亡する。酸素も塩も同様です。
    これらの定理を確りと活用することは、統計よりも優先されるべき概念であるということも頭に入れておくべき必要があるでしょう。

4. 卵で悪玉コレステロールは上がる？

　世の中のお医者さんは、卵が含むコレステロールが多いというデータだけを見て卵を悪者扱いしますが、実際そうでしょうか？

① 卵黄には、高濃度のコレステロールは含まれていますが、毎日5個食べても、血中コレステロールは上がりません。ためしてガッテンしてみてください。

② 9種類の必須アミノ酸を含む卵は、老人性痴呆の予防効果があります。

③ 卵はそれだけでヒヨコという動物を作る栄養をバランス良く全て持っている完全食品です。

ですから、お医者さんの判断も間違っていることがありますよ。
積極的に卵を食べるようにしましょう。

B 血管拡大硬化症

最低血圧低下型（拡張期低血圧症）65mmHg以下

大動脈拡大…弾力低下（硬化）

74歳　1989年1月10日　→　85歳　2000年1月12日

すでに大動脈拡大が始まっている　　大動脈拡大増強（正常の2倍くらい？）

大動脈拡大が強くなると、血圧、特に最低血圧、脈圧も上がらず、最低血圧に対して脈数が増加して代償性頻脈を起こしてくる。

◆同上症例

【75歳　男性】　　　　　　　　　【84歳】
　　　薬（−）　　　　　　　　　　　薬（−）
　'89.11.16　　　　　　　→10年後　　'99.4.21

1, まだ脈は最低血圧の下にある

2, 脈圧は十分ある

1, 代償性頻脈
　（最低血圧より脈数の位置が高い）
2, 脈圧縮小

C 心拍出量低下時

ただし、鬱血性心不全の時は別

- 種々の弁膜症
- 心筋梗塞の一部   などの時
- 一部の心筋症

D 最低血圧高くて脈数が多い時

酸素不足、炭酸ガスの多い時

- 睡眠時無呼吸症候群
- ガス中毒

循環血液量が変わらないのに心拍数が増えるため、最低血圧も押し上げられる。

E 最低血圧高くて脈数が少ない時

○ **脳圧亢進時**

- 脳出血
- 脳梗塞、塞栓

血管を収縮させて血圧を上げ、閉塞部に血流を起こさせようとする。

○ **塩分過多の時**（前述）

IV

外来血圧、家庭血圧の判断

【 外来血

A 外来血圧が正常であれば睡眠時血圧も正常

1 外来血圧測定とその判断

◎ 4回以上測定して、そのうち1回でも最低血圧が75mmHg以下
65mmHg以上で、脈数がそれと同じか少なければ合格です。
（この条件合格者は睡眠時血圧は正常です）

◎ 最低血圧が75mmHg以上ある人の90%以上が、頚動脈や腹部
大動脈にプラーク（血管のこぶ）を認めます。

（1）外来最低血圧測定注意事項

① 診察室でない、静かな部屋で4回以上測って、その一番低い最低血圧と
脈の値で判断します。

② 昼間の最高血圧値は、意識があるための緊張度を表わしているだけですの
で問題ではありません。

③ 外来最低血圧異常者は、必ず睡眠直前血圧を測定してください。

圧判断 】

(2) 外来血圧測定図とその説明

★ 以下は外来血圧測定図の説明

① 脱水・塩分不足

最低血圧より脈数が多いとき（全血管内容積に対して循環血液量不足）
（または、カルシウム拮抗剤・利尿剤が強すぎる時、血管が硬くなり収縮力を無くした時）
　◎ 人の血管中の血液4000mlから、毎日、尿1200ml・鼻息500ml・汗1000～2000mlもの水分が出ています。特に夏は、発汗が大変多くなります。

脱水・塩分不足のある時 ･･･ **動悸・めまい・ふらつき・しびれ・頭痛の大きな原因**
　　　　　　　　　　　また、極めて熱射病になりやすい

- 最低血圧より脈数が多い、また静脈圧も低い時、口が渇く時
- 午前中に3回以上排尿がない時、2回目、3回目の尿量が少ない時
- 尿が濃い時
- 皮膚がカサカサ乾いている時
- 便秘している時

脳梗塞・心筋梗塞は、午前3時からお昼までが一番多い（特に夏の朝）

- 朝食は夕食から半日も経っているので、朝食が少ないと、脱水・塩分不足によってめまい・頭痛が起こりやすい。
- 脱水が何年も続くと、腎石もでき、血管内のプラークもでき、やがて梗塞につながります。
- 血圧が低くても脱水があると、血が濃くなって、細い血管（穿通枝）を閉塞させて、脳・心筋梗塞が起こります。

　　朝、パンとコーヒータイプの人は、その補いが充分でないと、
　　　　　血液が濃縮され、何年もすると、脳・心筋梗塞（↑）

落ち葉の多い緑の山と、落ち葉の無い山に同じ量の雨が降っても、落ち葉の無い山はすぐ乾いてしまいますね。それと同じように、お茶、水を飲むだけでは、すぐに尿や汗になり、血液は濃くなってしまいます。

ですから、夕食を早い時間（夕方5時頃）に、消化の良いものを少なめにして、朝食を豊かに美味しくいっぱい食べられるようにして、更に水分補給をしておくことです。
腸管内を野菜のジャングルにして、更に水分を摂取して野菜と水のジャングルダムを作っておくと、常に腸管から血管内に水分を補給でき、脱水になりません。

朝食の他にトマト・スイカ・きゅうり・キャベツ・菜っ葉類・大根・ジュース・牛乳・わかめの味噌汁・漬物・お茶等を飲食しておくこと

② 拡張期高血圧　最低血圧が下降しない・高い

（安全なのは75mmHg以下）

──── 血管内腔が狭くなってきていて血液の流れが悪い ────

最低血圧（拡張期血圧）とは

　心臓が収縮し最高血圧まで上げた後、血圧が下がってきてどこまでで止まるか、最も下がった圧が最低血圧です。普通は70mmHg位、75mmHg以下に下がらない方は、血管内が狭くなっている確率が高いです。

　即ち、緊張やストレスが強い時も、最低血圧が下降し難いですが、何と言っても、眠前血圧が下降しない人の90％以上は、血管内にこぶ（プラーク）ができています。頚動脈や腹部大動脈エコーで確かめてみましょう。

最低血圧の位置は大変重要な指標です

(1) 緊張する事柄や強度の心配事

(2) 動脈硬化（血管内にアテローム）（要・頚動脈エコー、腹部大動脈エコー）

治療
- ・カルシウム拮抗剤・抗血小板剤・高脂血症治療薬・抗尿酸薬を服用する
- ・運動、睡眠をとる
- ・白菜・レタス・キャベツ等の菜っ葉類と海藻類を多く食べる、電解質液を多飲する
- ・乳製品を毎食少しずつ摂取する。
　（食物中の蓚酸を排出させて血管内にシュウ酸Caを作らせないようにする）
- ・特に朝食で水分をしっかり摂り、また一日中水分・塩分摂取を怠らないこと

(3) 睡眠時無呼吸症候群

(4) 脊柱管狭窄症

(5) 塩分摂取が多い（徐脈を伴う時）・・・減塩、木防已湯服用

(6) 腎機能障害

③⑥ 収縮期高血圧（140mmHg以上）脈圧拡大（50mmHg以上）

最低血圧が10下がれば、最高血圧も10以上下がる。

脈圧が広い（50mmHg以上）・・・最高血圧が高い

③⑥とも ── 緊張・興奮が強い ── また、②の(1)(2)(3)(4)(5)

- ・ACE阻害剤・ARB剤を服用する
- ・運動、睡眠をとる
- ・唄を歌う、旅行をする、スポーツをする、落語・漫才をみる、十分に会話する

★ACE阻害剤・ARB剤は、正常血圧であっても服用している方が、脳卒中・心不全・腎不全・糖尿病の時でも長生きするという統計があります。

④ **収縮期低血圧**　　　**最高血圧が低い（90mmHg以下）**

(1)脱水・塩分不足　　(2)心不全　　(3)ショック　　(4)鬱状態　　(5)気力が無い

⑤ **拡張期低血圧**　　　**最低血圧が低い（65mmHg以下）**

(1)脱水・塩分不足　　　(2)血管弾力低下・拡張した血管（大動脈拡大）
(3)大動脈弁閉鎖不全　　(4)心不全　　　(5)気力が無い
(6)カルシウム拮抗剤、利尿剤の使いすぎ

⑥ **脈圧狭小**

脈圧が狭い（30mmHg以下）　・・・ **1回心拍出量が少ない**

(1)脱水　　(2)心不全

⑦ **脈**

(1) 7拍変われば、心拍出量は10%変わる。最低血圧の少し下であるのが理想。
(2) 頻脈　100以上　・・・・　βブロッカー服用
(3) 徐脈　50以下　・・・・　βスティムレータ服用・ペースメーカー植込
　　　過剰血液量　・・・・・・　利尿剤・腎透析・塩分制限
(4) 脳が酸素をもっと欲しいと思う時、脈は増える。
　　　①血圧が下がってきた時　②運動時　③発熱時　④驚いたり興奮した時
(5) 甲状腺ホルモン異常・・・甲状腺治療

【活動時ストレス高血圧を見分ける】

B 眠前血圧を4回測れ（外来時血圧不合格者）

> **外来最低血圧高値の人**（拡張期高血圧者）
>
> ★ 緊張が強く血管が収縮していて最低血圧が高い人は、眠前血圧は週のうち2日以上は60mmHg前後に下降し、脈はその少し下。（心配事の強い人はそれでもここまで下降しない）
>
> ★ 血管内プラークが多くて血圧が下がらない人は、眠前血圧も下がらない。

1 外来血圧異常者は（睡眠時血圧が測定し難いので）、
- 眠前血圧を測って、よく眠れているかを推測します
- 家庭血圧は外来血圧より10mmHg低い値を基本と考えます

（1）足が布団に入りかかっている時に血圧測定します

① アルコール類を飲んだ日は、特に拡張期血圧は下降し、脈数が増加します。測定の意味がありません。

② 入浴直後は、血管が火照っていて拡張していますので、血圧は低くなります。
脈は増加していますので、測定値に意味がなくなります。
体が冷えてから測定してください。

【 活動時ストレス

（2）測定時は４回以上測って一番低い最低血圧と脈で判断します

ちょっとした緊張で血圧は上昇しています。

　最初、血圧計のマンシェットを巻く操作をしただけで、血圧は20〜30mmHg
上昇しますので、気持ちが一番落ち着いた時（最低血圧が一番低い時）を基
準に考えることが肝心です。

（3）朝の血圧は、その日の意気込みを推察します

　早朝血圧は今日はこれをやってあれをやってと
頑張ろうと思う日は高くなる訳です。
　その日の意気込みを推察できます。

　　　　朝から血圧が低い人ばかりの会社は
　　　　潰れてしまいます。

月		日		日		日	
		血圧	脈	血圧	脈	血圧	脈
朝	1回目	135／87	85				
	2回目	128／80	78				
	3回目	122／75	73				
	4回目	118／72	82				
睡眠直前 （布団に入る直前）	1回目	124／78	73				
	2回目	118／71	67				
	3回目	110／69	65				
	4回目	108／65	63				

◎　上記の中で最低血圧が一番低かったものと脈をグラフに記載してください

◎　眠前最低血圧が70mmHg以下になっていますか？

◎　脈数が最低血圧より少し少なくなっていますか？

高血圧を見分ける 】

（4）眠前血圧判定

① 家庭最低血圧は、病院より10mmHg低いと考えてください。脈はそれと同じかすこし少ないのが正常。したがって、最高血圧が100mmHg前後、最低血圧が60mmHg台、脈がその少し下にあれば合格です。

② 寝る直前の測定で、脈数が最低血圧より増えず、最高血圧および最低血圧が点線を切る時が、週2回以上あれば一応合格。

翌朝、早く起きなければならない前の晩は血圧は上がり、寝坊できる前の晩は下がるのが普通。
1ヶ月中、血圧の変化のないのは異常です。

③ 昼間に血圧が高くても、睡前血圧が正常であれば合格です。
昼間、普通に緊張しているために最低血圧が高い人は、普通眠前は下降します。

④ 最低血圧より脈数が多い時は脱水を考えてください。その他、酒を飲んでいる時や入浴直後か室温が高いか、またはカルシウム拮抗剤や利尿剤の使いすぎです。

110／70mmHg 脈68

寝る直前の血圧が大事
（4回測って一番低い値で判断）

C 眠前4回測定異常者→自動血圧測定

眠前血圧判定に合格しない人は、自動血圧計ABPMで睡眠中の血圧を測定してください。全睡眠中血圧が下降しない場合は、全力で降圧治療生活をしてください。(夜中だけ1〜2回測る自動測定器では、びっくりして血圧が上昇してしまいます。昼間から持続して測るABPMが良いです)

睡眠時血圧 ≒ 脳の安心度：寿命がわかる

睡眠時最高血圧が100mmHg前後、最低血圧が60mmHg台、脈拍数が最低血圧の少し下くらいにある人は、全くこのようにならない人に比べて、10年後の生存率が約3〜9倍も高いのです(前述参照のこと)。

※ 睡眠時、最高血圧も最低血圧もなかなか下降しない睡眠時高血圧者は、日々強いストレスを感じ続けているか、動脈血管内にプラーク(血管のこぶ)が多数あると考え、背水の陣で毎日の生活を大きく改善するとともに、強力に加療してください。

どちらがお好き？

学会ではどちらのグラフがふさわしいかもう一度考えてみてほしい

"名画は名画としてながめてこそ良しとする"

　名画は絵の具で描かれたものですが、その色を素材の量として分解してしまうと全く名画としての値打ちを失うのと同様に、血圧のグラフを省略して表示した場合、真の血圧日内変動の評価は得られにくいと思います。

V

高血圧の薬物療法と血圧の変化

高血圧の薬物療法と血圧の変化

1 薬物療法

単に血圧を下げただけでは長生きは出来ません。服薬によって血流状態が良くなった結果、血圧が下がったということが必要です。

（1）ARB剤・ACE阻害剤・・・ストレス緩和剤
（臓器保護剤）

薬剤名：ロサルタンカリウム・カンデサルタン・ミカルディス・アジルサルタン・
オルメサルタンメドキソミル・バルサルタン・デラプリル塩酸塩・
テモカプリル塩酸塩・キナプリル塩酸塩　等

● 人間が緊張した時のストレスを各臓器にやさしくして伝える薬で、服用により脳も心臓も腎臓も肝臓も膵臓も血管も、服用していない人よりも長生きするということが世界的統計で認められています。

● したがって、50歳以上になったら全員服薬している方が安全と思われる薬です。

● これらの薬は緊張を和らげる結果として、血圧が下降するだけですので、2倍、3倍と服薬しても、血圧が下がりすぎるということは起こりません。

● ACE阻害剤の方がARB剤より不整脈を防ぐ力が強いです。

● 脳をはじめとする、各臓器の緊張が減少して、体全体も少しストレスが減るために、少しだけ眠りやすくなる長所があります。
（ロサルタンカリウムは、尿酸値を上げないという長所を持ち合わせています）。
※ 低血圧の方でも感情の高ぶりを抑えてくれます。

（2） カルシウム拮抗剤　　（朝）

薬剤名：アムロジピン・ニフェジピン・アゼルニジピン・ベニジピン塩酸塩　等

● 血管拡張剤と言われ、脳・心冠動脈の血管を拡げ血流を良くします。

● アゼルニジピンは腎輸出動脈を開いて腎血流量を良くする作用がありますが、睡眠時血圧を上昇させる傾向があります。

● 血管が硬くなっている部分は広がりませんが、他の血管を拡張させますので、血管内容積が多くなり、血液濃度が薄くなる効果があります。
したがって、血の流れが良くなります。

● また、血管内のカルシウムの沈着を防ぐ作用があって、動脈硬化を起こしにくいという意見があります。

● 最低血圧が高い人はむろんのこと、最低血圧が普通人でも、歳をとったら、最少量のさらに半量程度に、錠剤をハサミで切って常用していた方が、動脈硬化を防ぐことができます。

進行するカルシウム沈着　　　　　　カルシウムを追い払う
　　　　　　　　　　　　　　　　　　カルシウム拮抗剤

● 血圧を下げすぎることがあります。特に夏場要注意。この薬の服用によって最低血圧より脈数が多くなったときは減量してください。

特に高齢者は起立時等血圧を上昇させねばならない時に、血管が収縮しないため、めまい等の起立性低血圧を起こすことがあります。

(3) 利尿剤

循環血液量を減らして血圧を下げる作用があります。最低血圧より脈が多くなりやすいので要注意。

浮腫を取るのには、漢方薬の木防已湯が安全です。

(4) β−ブロッカー

脈をゆっくりにします。頻脈や心不全に使用します。

(5) コレステロール治療剤

コレステロール、尿酸も高値だった人は正常の低めの値になるように服薬して、長年続けてこそ血栓が溶けてくるというものです。

① スタチン系　　　薬剤名：アトルバスタチン・ピタバスタチンカルシウム・
　　　　　　　　　　　　　　ロコバスタチンカルシウム・プラバスタチンカルシウム
　　　　　　　　　　　　　　（肝臓でコレステロールを作るのを抑える薬）

② エゼチミブ系　　薬剤名：ゼチーア
　　　　　　　　　　　　　　（腸管からのコレステロールの再吸収を防ぐ）

③ EPA・DHA　　　薬剤名：オメガ−3脂肪酸エチル
　　　　　　　　　　　　　　（HDLコレステロールを増やす）

※①と②の両方を少量ずつ服薬すると副作用が少なく非常に効果があります。

(6) 抗尿酸治療剤

① 尿酸排出を促進する　　　薬剤名：ベンズブロマロン

② 尿酸の産出を抑制する　　薬剤名：アロプリノール・トピロモリスタット

　　　（①②を少量ずつ服薬すると副作用が少なく効果が高いです。）

③ ①②両方の作用を有する　薬剤名：フェブキソスタット

(7) 抗血小板剤

薬剤名：プレタール・硫酸クロピドグレル・アスピリン
　　　　食品扱いのプロルベイン

抗凝固剤

薬剤名：ワーファリン・エリキュース（NOAC）

(8) 糖尿病・腎障害の人は

それぞれの治療を加えてください。

2 睡眠時高血圧 ＝ 早死に の原因と治療

※　血管内のカルシウム沈着による頑固な石灰化は、シュウ酸カルシウムによるものが80％だそうです。シュウ酸が腸から血液に行かないようにするために、毎回、飲食時に少量の牛乳やヨーグルトを同時に摂取して、腸内でシュウ酸カルシウムを作り、排便してしまうことが肝心となりますでしょう。
ミルクティー、ミルクコーヒーのように。

3 薬物による高血圧変化

睡眠時収縮期血圧110mmHg以下　拡張期血圧60mmHg台

4　漢方薬併用療法

　睡眠時高血圧治療がうまくいかない場合は、大いに漢方薬併用療法をすべきでしょう。

> 釣藤散、半夏厚朴湯、抑肝散、抑肝散加陳皮半夏、
> 桂枝加竜骨牡蛎湯、柴胡加竜骨牡蛎湯、大承気湯、
> 黄連解毒湯、加味逍遙散、桂枝茯苓丸、大柴胡湯、
> 香蘇散、女神散、当帰芍薬散　・・・等々

5　カルシウム拮抗剤の副作用
── 代償性頻脈及び睡眠時高血圧 ──

昼間のカルシウム拮抗剤服薬が睡眠時に不安を与えている

◆症例（1）

【64歳　女性】

薬（－）　　　　　　　　　　　ﾍﾞｼﾙ酸ｱﾑﾛｼﾞﾋﾟﾝ5mg（朝食後）

'98.2.23　　　　　　　　　　　'99.7.8

(a)　　　　　　　　(b)

(a) 代償性頻脈（血圧は下降したが、最低血圧より脈が多い）

　脳は必要な血圧より下がり過ぎると、脳に充分な血液量を確保するために心拍数を増加させます。

(b) 反発性睡眠時高血圧（強引に昼間の血圧を下げた結果）

　日中の血圧を下げ過ぎたり、嫌なことが起こると、睡眠時には必ず血圧が上昇します。脳は下げ過ぎた血圧に対して睡眠中に不安を感じているのだろう。

剤使用は慎重に 】

◆症例（2）起立性低血圧（血管収縮しなければならない時適応出来ない）

　　ロサルタンカリウム100mg（ARB剤）とベシル酸アムロジピン5mg（カルシウム拮抗剤）を服薬の人が、ベシル酸アムロジピンの服薬を中止すると、代謝性頻脈と代謝性夜間血圧の上昇が改善されて、睡眠時血圧も完全に正常化された。

【カルシウム拮抗

◆症例（3） 睡眠時正常血圧妨害作用

　ARB剤にごく少量(アムロジピン2.5mgをはさみで割って1.25mgにする)でもカルシウム拮抗剤を加えると夜間血圧が上昇してQOLも悪化する症例

※要注意
　せっかく睡眠時正常血圧に治まっているのに、活動時血圧が高いからといってカルシウム拮抗剤を加えると、睡眠時高血圧になってしまう。

剤使用は慎重に 】

◆症例（4）　高齢者起立時低血圧（血管収縮不適応）

　脳反射神経の悪くなった高齢者において、起立時低血圧に注意。
　少量の降圧剤によっても、血管の血圧調整性がわるくなっているため、起立時に瞬間的に血圧を上昇することができず、脳貧血を起こす。
　カルシウム拮抗剤は、あくまでも血管拡張剤であるから注意を要します。

【81歳　女性】

'90.10.23　　薬（－）　　　　　　　　'90.10.27　　ニルバジピン2mg（朝夕）

起立性脳貧血を起こした

◆症例（5）　シルニジピンの副作用 ― 代償性睡眠時高血圧

　ACE阻害剤とカルシウム拮抗剤を併用すると夜間の血圧が日中より上昇する症例
　（シルニジピン　N型、L型チャンネルブロッカー）
　強引な活動時降圧が、睡眠時に脳を興奮させている。昼間の血圧が良くてもダメ。

【71歳　男性】

'97.12.5　　シルニジピン10mg・塩酸テモカプリル2mg（朝食後）

反発性夜間血圧上昇高血圧

【不整脈治療はACE

6　ACE阻害剤、ARB剤の心保護作用

◆症例（1）　わずかなカルシウム拮抗剤併用で心房細動（AF）を発生

投薬により血圧が下降し、冠動脈還流が減少したためか？

◎　AF発生

ACE 阻害剤の方が ARB 剤より優れている

【65歳　男性】

① '99.2.22

薬（−）

② '99.2.25

ARB剤
ﾛｻﾙﾀﾝｶﾘｳﾑ100mg（朝食後）
ﾍﾞｼﾙ酸ｱﾑﾛｼﾞﾋﾟﾝ1.25mg（朝食後）

心房細動発生

③ '99.3.29

ACE阻害剤
ﾏﾚｲﾝ酸ｴﾅﾗﾌﾟﾘﾙ10mg（朝食後）
ﾍﾞｼﾙ酸ｱﾑﾛｼﾞﾋﾟﾝ1.25mg（朝食後）

負荷時のみ心房細動発生

アムロジピン（1.25mg/日）ロサルタン併用で、安静時心房細動発生。嗜眠傾向が強い。

ロサルタンをエナラプリルに替えたら、負荷時のみAFが発生した。

（同症例）

◎　ACE阻害剤・ARB剤だけでは心房細動発生せず

④ '99.4.16

ﾏﾚｲﾝ酸ｴﾅﾗﾌﾟﾘﾙ10mg（朝食後）

⑤ '99.5.6

ﾛｻﾙﾀﾝｶﾘｳﾑ50mg（朝食後）

阻害剤、ARB剤で 】

[血圧が低い人でもARB剤、ACE阻害剤投与で二段脈解消]

◆症例（2）　多発性心室期外収縮の患者にARB剤で正常化

　血圧が低い人でも、多発性心室期外収縮の患者にARB剤投与で、EKGが正常化し、QOLは良好。ストレスで期外収縮を起こしていたことが分かる。

【48歳　男性】
㋑投与前

㋺投与後

◆症例（3）　臓器保護剤のロサルタンカリウム（ARB剤）・コバシル（ACE阻害剤）の投与により、以前まであった不整脈がなくなり新聞配達がどんどんできるようになった症例

【49歳　女性】

㋩ロサルタン投与日内変動　　　㊁コバシル投与日内変動

ACE阻害剤の方が多少良い

7　低血圧者にも活動時ACE阻害剤を投与（ストレス除去）

　活動時の過緊張による疲れで、夕方の低血圧をきたして、過労感が強かったが、投薬により過緊張もとれ、夕方の低血圧もなくなって、本人は喜んだ。
　（服薬しても睡眠時血圧に変化なし）

【症例】53歳　女性

ACE阻害剤　塩酸デラプリル15mg

8 動脈硬化が強い心不全（心拡大、VPC、T-change）には ARB剤＋極く少量のカルシウム拮抗剤が良好の時もある

◎ アムロジピン2.5mg（カルシウム拮抗剤）より、ハサミで切って 1.25mgの方が良い例

【症例】93歳　女性

睡眠時血圧がAよりBの方が良い

睡眠時完全正常血圧

9 ARB剤

(1) ACE阻害剤と共にQOLを最も良くする
(2) 心機能を助ける（ACE阻害剤に次いで）

◎ ロサルタンカリウム（ARB剤）

【症例】62歳　女性

③ '99.4.26

ロサルタンカリウム150mg（朝食後）
（ARB剤）

カルシウム拮抗剤の
アムロジピンを中止した方が、
睡眠時完全正常血圧となる。

ロサルタンカリウムはQOL↑↑
完全な睡眠時正常血圧になり、良く眠れた。

VI

最適な治療とは

最適な治療とは

1　血圧は下げたら良いというものではない！

(1)　とにかく血圧というものは、単なるバイタルサインで、感染症でいうならば熱に相当するものです。熱を下げたからといって病気が治るものではありません。熱を下げただけでは菌が暴れてしまい、逆に病気が進むのと同じように、瀉血をして血圧を下げても、脳貧血をおこす危険が出てきてしまいます。
ですから、血圧が上昇している原因を取り除いたことで、結果的に血圧が下降し長生きしたというようにすることが非常に重要です。

　血圧を下げる血管拡張剤などは、流れを良くしたい硬い血管をひらくものではありません。柔らかい、まだ元気な血管（顔やお腹の血管）ばかりがひらいて、肝心の動脈硬化のある脳や心臓の硬くなった血管をひろげる血管拡張剤というものはありませんので、心臓や腎臓の負担を減らすことはできても、脳貧血を起こす危険をはらんでいます。

(2)　ACE阻害剤、ARB剤は時には規定以上に使うと良くなることがあります。
　ただし、基本的には全ての薬物治療はやむを得ないため使うのであって、最善ではありません。

(3)　不整脈
①　不整脈薬服用でかえって早死に、世界的に有名な統計があります
不整脈の薬を服薬すると、脈は整っても、服薬している方が、早死にであったことが、統計上出てしまいました（1991年に「New England Journal of Medicine」に発表されたCAST試験より）。

②　早寝して、よく睡眠をとること（PM8時就寝が理想）
馬がびっこをひいた時、ムチを打てば、馬はしゃんしゃん歩き出すでしょうが、しかし、その馬は早死にでしょうね。
馬を良く寝かせて、体を休めてから歩かせれば、びっこは治るでしょう。
それと同じように人間も、良く寝るように努力すれば、不整脈も高率に良くなりますよ。試してみてください。

③　5分間でも昼寝をしましょう
午後2時までに昼寝を30分位する人は、認知症になる確率が昼寝をしない人の7分の1だそうです。5分間でも昼寝をするようにしましょう。

なお、ARB剤、ACE阻害剤（臓器保護剤）は服薬した方が良いです。

しかし、それだけでは充分な治療とは言えません。血圧はなんといってもストレスによって一番悪化します。いつも鼻歌を歌いながら生活をしましょうね。

歌いながら、夕方ジョギングや歩行もしましょう。眠りが良くなります。旅行もしましょう。これ最高。運動と気分転換ができます。

2　運動の大切さ

　種々薬物療法だけでは万全の治療とはいえません。基本的には、血管の内腔の凹凸を削って、子供の頃のようにつるつるの平らな内腔にしなければ、本当に治療したとは言えないのです。全身の血管内腔をつるつるにすることは至難の業です。そこで、それに最も近い治療は、上記の治療とともに、睡眠を充分とってスポーツドリンクを飲みながら運動をする以外にないと断言できます。睡眠と水分補給を十分しながら、毎日1万歩、歩いたり走っていれば、まず安全です。

◎　一万歩以上歩くと血圧は下がる

【症例】75歳　男性

それは、運動以外のすべての治療は、その場を少し補足できても、老化を防いだり、改善することはできないからです。なぜなら、人間も動物に生まれた以上、運動して日々体を鍛えていないと衰える一方だからです。大事にされるほど老化現象は進んでしまうのです

◎ 好きな庭園で力仕事を3時間した日は、薬を服用し怠けていた場合より睡眠時血圧良好

【症例】80歳 男性

'89.11.30	'89.12.21	'89.12.23
薬（−）	塩酸デラプリル15mg（朝夕）	バリメット2mg（朝昼夕）
力仕事を加えた日の夜間血圧↓	軽い畑仕事犬の散歩	投薬で昼間の血圧を無理に下降させると夜間血圧↑

睡眠時正常血圧　　　睡眠時高血圧　　　睡眠時高度高血圧

例えば、20日間指にギブスをしていましたら、指は動かなくなってしまうんですよ！ また、大げさに申しますと、2週間運動しないでいますと、人間は精神異常状態になってしまうんです。

ですから、人もその年齢に見合った程度の運動を行いましょう。まず、歩行から始めて、鼻歌を歌いながら、毎日10分間くらいはしないとバチがあたるかもしれないと悟ってください。

そうして、半年毎に5分くらいずつ運動を増やしながら何年も続けていると、だんだんと多くできるようになりますし、毎日続けていれば、年数を重ねるにしたがって必ず運動量は増え、3年で40分も運動するようになり、やがては走れるようにすらなっていくものです。

こんな話があります。京大病院では、心筋梗塞のため救急車で運ばれた人でも、1週間も経つと、近くの体育館に連れていかれ、1時間の運動療法が行われます。

　これはどういうことかと言いますと、心筋梗塞を引き起こした部分の血管を、例え切り取ってつなぎ合わせたり、風船療法で膨らましてみても、それまでの生活習慣を変えなければ、2年もすると80％以上の方々が結局はまた同じことを繰り返すだけになるからです。つまりは、睡眠不足と相変わらずの食生活と運動不足によって、次第にまた血管が詰まってしまうようになるのです。
　しかし、運動をすると、そのような動脈老化を防ぐことができます。このことに気づいてから、京大病院では、先程のような患者さんにでも、倒れた1週間後から早速、運動療法を勧めるようになったのです。毎日1時間の運動（例えば、20分準備体操、5分休んで20分卓球、5分休んで20分整理体操）を半年間続けることによって、血管の動脈硬化が改善されてくるという報告がなされているのです。
　しかも、心臓の冠動脈だけでなく、全身の血管が少しずつ良くなっていくわけですから、ひいては脳卒中も起こしにくくなるのです。そうして努力していると、全身の血管の老化も防げ、なおかつ筋肉も鍛えられ、頭のボケる率も下がり、やがてはオムツのいる日々がくるのも遅らせることができるでしょう。

"睡眠をしっかりとって水分（電解質液）を充分とって運動療法をするに勝る治療は、これから1000年経とうとも、出てくることはない"
ということを、是非とも理解していただきたいのです。

電解質補給を怠らず楽しく運動

元気の出る朝食

早寝・十分な睡眠

早寝(PM8〜9時)して7時間位眠れない方は、PM2時迄に30分ほど昼寝してください。

VII

めまいと頭痛

めまいと頭痛

1　脳に酸素とブドウ糖が不足するとめまいが起こる

（1）**めまい**とは、不整脈や脳実質、脳血管、頚動脈や椎骨動脈、耳に異常がない限り、ほとんどが脳に充分な酸素やブドウ糖が行き渡っていない時に起こる現象です。これがいわゆる、**脳貧血**なのです。

　めまい、ふらつき、しびれも起こりやすいですが、頭痛だけの方も多いですよ。

（2）脳細胞というのは、若い人でも2分間酸素が届かなければ、永久に死滅してしまうほど弱い細胞で、時には非常に危険なこともあります。

　めまいが起こったらすぐに頭を心臓より下げて、脳に充分血液が行き渡るようにしてください。それが遅れると3、4日頭痛症状が残ることがあります。

（3）特に血圧の低い人が、急に立つとさらに血圧が下がり、脳に血液が届かなくなって、めまい起こすことは皆さんもよくご存じですね。しかし、低血圧の人ばかりでなく、血圧の高い人も、よくめまいを起こします。

（4）若い人の場合は、血圧が上がれば脳により多くの酸素が行き渡りますが、高血圧の人は血液を送り出す心臓の力が強くて、血圧が上がっているわけではないのです。動脈硬化によって細くなった血管は、血液が通りにくくなって、脳貧血になりやすくなっています。やむをえず、心臓や腕の血圧が高くしているというだけで、肝心の脳には、血液は行きにくくなっているのです。血圧を上げて、やっと脳細胞に血液が届いているという状態なのです。

(5) そのため高血圧の人の血圧が普通の人と同じ血圧に下がると、脳にはさらに血液が行かなくなり、めまいが起こりやすくなります。
　ですから、高血圧の人は、常日頃から脳に充分な酸素とブドウ糖が行き渡りにくくなっている状態だということを理解していただきたいのです。

(6) 自分はいびきをかいて寝ていないと思う人も、睡眠時無呼吸症候群がないか調べてみましょう。この場合は、マウスピースを口腔外科で作ってもらうだけでピシッとよくなります。頭重感や、ぼけが治ります。ただし、高度の方は CPAP（人口補助呼吸器）の併用を必要とすることもあります。

(7) 脊柱管狭窄症の方は、その治療をしましょう。眠れるようになります。
　脳脊髄液還流が悪くなっているのが改善され、頭の働きが良くなります。

頭と心臓が同じ高さであれば、脳貧血は起こりにくい

2　めまい・しびれ・頭痛は

　特別な場合以外は、朝食を落ち着いてしっかり食べない人が、圧倒的に多いですよ。早夕食・早寝・早起き・しっかりした朝食はここでも大事。
　以上のことを行っても、めまい・頭痛がとれない時に、初めて他の疾患を考えましょう。
　特に、頚動脈・腹部大動脈エコーは大事です。その他、脳・頚部のMRI・MRAもして下さい。

3　早寝して良眠を

　よく寝ていないと、血圧が下がった瞬間に脳が血管を収縮させて、血圧を上げる脳神経血管反応ができません。
　早寝して良眠をとってください。

4　じっとしていて動かない生活は

　デスクワークのような、じっとしていて動かない生活は、下半身に血液が集まって脳貧血を起こして、めまい、ふらつき、頭痛の原因になることがあります。

　ときどき運動したり、ちょこちょこ歩きましょう。めまいを起こしたら、すばやく四つん這いになって、頭を心臓より下げて頭に充分血液が行き渡るようにしましょう。

5　血管収縮不全

　夏の急激な高温多湿、火傷によるショック、食物によるアナフィラキシーショックなどを起こした場合や、大きな精神的ショックによる虚脱状態により、血管が開きっぱなしになり、ショックになることがあります。また、カルシウム拮抗剤の服薬時にも同様のことが起こることがあります。

　そういう時は心臓がいくら頑張っても脳に血液は届かなくなります。即、下半身を上げて、頭を低くし、点滴をして、体を冷やしてください。

　血管の径が大きくなった場合を想像してみてください。送り出す力が強くても、血管内容積が増えすぎていて、目的の脳にはなかなか届きません。このような血圧低下は、それほど多く起こることはありませんが、初夏に急に炎天下に外に出るような場合や入浴時、特にその直前の食事摂取量が少ない時には注意してください。立つと脳貧血を起こします。水分（電解質液）摂取を十分にしてから、外出したり入浴してください。

　ただ同じ血液量の場合、睡眠不足だと脳の血圧脈調節機能がのろまになって、起立性調節障害を起こし、めまいを起こしやすくなりますので、充分な睡眠をとることも大切です。

　特に年をとると、脳の血圧脈調節機能が鈍くなってきますので、寝起きの時には、余計に注意を要します。寝ている状態で、少し首・肩の運動をしてからゆっくりと座ってみて、めまいが起こらないのを確かめてから起き上がるようにしてください。このように、よく噛み丁寧に食べ、腹八分目を守り、睡眠を充分にとることで、ほとんどのめまいは防げるはずです。

6　腹八分目が血液量を増やす

　皆さんは、安易に思っているかもしれませんが、腹八分目を守ることはとても重要なのですよ。丁寧によく噛んで食べれば、たとえ半分の量であっても、水分と栄養分は腸に残らず、よく溶けて血液の方へ行き、血液量を増やします。逆に、早食いをすると、消化不良になって腐ったりして排便され、血液量が減り急に立ち上がったりするとめまいを起こします。血管の中に栄養や水分が入らなければ、食べたと言えないのです。

7

> 　『頑張ろう』ではなくて、『くそ！やったるぜ！』という気迫を持って運動も、仕事も、人生にも立ち向かって生きましょう。
> 　頑張ろうという気持ちでは義務的感情要素があり、疲れてしまうでしょうね。
> 　一歩、歩くにしても、「くそ！」と思って歩いてこそ、筋肉も心も強くなるでしょう。

VIII

人生はストレスとの闘い

A　日本は長寿世界一

> 世界一、長寿の国は日本！
> それでは、世界一長生きな県は
> どこですか？

　実は20数年前から**世界一の長寿県は**沖縄県から**長野県**（男性）に変わってしまいました。2010年からは、**男女とも長野県が世界一**となりました。
　ただし、2015年には男性は滋賀県が長寿第1位になりました。

長野、滋賀、福井が長寿

　食塩摂取の最も少ない沖縄県男性が、1985年には長寿1位、1990年は5位、2005年には25位、2010年ついに30位にまで落下しました。女性も1位から3位に転落。塩分摂取量が全国で4番目に多い山形県が、28位から9位に長寿順位を上げ、食塩摂取量全
体で5位（2002年）-7位（2006〜2010年）の長野県が男女とも長寿1位（2010年）です。2位は滋賀県、3位は食塩摂取量5位の福井県です。病人と肥満の人以外の減塩が長寿に繋がるとはとても思えません。**塩分も無駄に多く摂取してはいけませんが、摂るべき時は摂ることが必要**かと思われます。
　そもそも、ストレスという精神的な影響よりも、塩という単なる一物質の方が人間の寿命を左右すると考えること自体が、人間を知らない人間の考え方だと思いませんか。

1　47都道府県別平均寿命

長野県では、80才の男性では「まだ若造だよ、もっと働けよ」と言われますね。現に、高齢者の就業率が高いです。

長野では、女性は87才ではまだお嬢様！「頑張ってね」と言われますね。

2 塩は寿命を縮めるでしょうか？

学者は沖縄県の人に長生きな人が多いのは他府県の人より塩分摂取が少ないせいだと説明してきました。

このことは本当でしょうか？

長寿県の上位1位から7位までの一人当たり食塩摂取量順位は、ばらばらです。

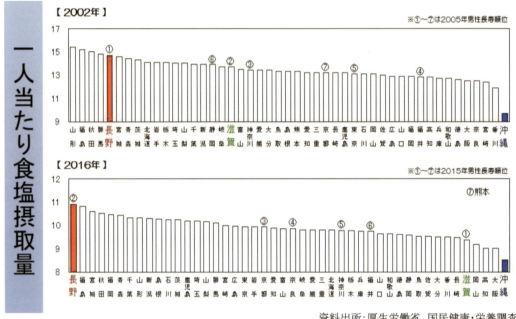

資料出所：厚生労働省　国民健康・栄養調査
都道府県別　食塩摂取量の平均値

世界一長寿の日本人は外国人の2倍の塩分を摂取しています。

※　その中で、一番の長寿県である長野県（山岳高冷地、人口：2171千人）は寒いところ。味噌大好き。漬物大好き。2005年のデータでは、一日15gの食塩を摂取していて、47都道府県中5番目に食塩摂取量が多くなっています。2015年は1位の食塩摂取量です。

※　山形県は日本第4位の多量食塩摂取県ですが、2005年には男性長寿28位から2010年には9位と、長寿に急成長しています。長寿3位の福井県は食塩摂取では第5位です。

※　沖縄は、食塩摂取量が47都道府県中、極端に少なくなっていますが、小さい島国ですので、海からの風雨で土壌に塩分が多く、摂れる野菜・米等すべてに塩分が多く、直接塩分として摂取しなくても、血液に入っている塩分濃度は、他府県人とあまり変わりないとも考えられます。

3 長野県人の生活 ～ 1日7回 お茶と漬物～

- 日の出前の暗いうちに、お茶と漬物。 そして1～2時間くらい働く。
- 朝7時頃朝食。ご飯の最後に茶碗をお茶と漬物で最後の一粒までこそいで食べて飲み干す。
- 10時ごろまで働いて、お茶と漬物。
- お昼まで働いて、ご飯とお茶と漬物。
- お昼寝15分くらいしてから働く。
- 午後3時にお茶と漬物。
- 夕方まで働いて、夕飯とお茶と漬物。
- よなべ仕事をして、午後8時にお茶と漬物。
- 午後9～10時就寝。

☆お茶と漬物があること自体がストレスを和らげ、精神的安らぎをもらたし、長寿に繋がる。

◎長寿第2位の滋賀県、第3位の福井県にも、以上の慣習が残っているようです。

4 塩を恐れてなめないよりも、必要に応じて適切に摂取する方が長生き

(1) お茶は利尿剤

お茶・水を飲めば、必ず汗や尿になって体外に出ていきます。その時、塩をはじめとする電解質も出ていってしまいます。したがって、お茶を飲んで尿量が増えた時は、漬物で塩分補強が必要です。 毎日、お茶と漬物の両方を2時間毎に摂取するとは、祖先が考えた、真に理に適った摂取方法ではないでしょうか。

たいへんすばらしい！

（2）水も酸素も摂りすぎたら病気

　地球にある全ての物質が人間の体内にありますし、必要です。しかし、その物質が濃すぎても薄すぎても、疾病を起こすことは自然の摂理です。塩だけでなく、水も多く取りすぎたら死んでしまいます。医学部を卒業した記念にゴルフをし、汗をかいてお茶・水を飲み、また汗をかいてお茶・水を飲んでいるうちに、体の塩分類がだんだんなくなってきて、ついに心臓が止まり死んでしまった人がいます。

その親が医者でありましたので、そのことを本に書いた人が、40年位前にいました。その時、漬物があったら死なずにすんだでしょうね。酸素も濃すぎたら酸素中毒を起こします。100％の酸素を吸っていますと、7時間で気管支粘膜が炎症を起こしてきます。

（3）カリウムとマグネシウムは血圧を下げます

　人間が生きていくのに一番大事な栄養素は、なんといっても水分、そして電解質です。電解質の内、塩分とカルシウムは血圧を上げますが、カリウムとマグネシウムは血圧を下げます。そのバランスを常に"お茶と漬物"で加減しています。つまり、お茶で水分を多く摂って塩分を薄めています。塩分が不足した時、すなわち汗を多くかいたり、排尿したら"お茶で水分とカリウムを摂り塩分を濃くしないようにしながら"漬物を食べ、ひじき等の海藻類、そば等のマグネシウムの多い食品もつまみにし、塩単品ではなく塩分とカリウムも摂取して、2時間毎に調整しています。この2時間毎というのが大事で、遅くなって電解質を補っても、時既に遅しです。体力を消耗し、気力も失ってしまいます。疲れ、過労が増えるだけです。2時間毎に脱水を防ぎ、電解質を補正して、血液や尿が濃くならないようにして血圧を維持し、排尿して疲れを取っています。塩分は気力の源であり、胃液（塩酸 HCl）を作る源でもあります。また、長野県は野菜摂取量も非常に多い県でもあります。だからこそ、漬物も元気の源として役立って、長寿1位になれた一因ではないでしょうか。

漬物は塩も多いがカリウムもマグネシウムも多いし、漬物や野菜とお茶はカリウム、マグネシウムが非常に多いということを世の中の人は理解していないので、塩の方だけ強調され、誤った方向に話が向いていると思います。

長野県の野沢菜の生産者は、世の中が減塩を叫ぶので、売る漬物は薄味にしていますが、社長は昔ながらの漬物にさらに醤油をかけて食べています。病人ばかり診ている医者は、塩の悪影響ばかり考えているので、病院に来ないような元気な人のことがわからないのです。長野県は医療にかかっている人が非常に少ないのですから。

（4）一日の摂取量

塩も他の物も、1日何g摂取と決めるべきものではありません。労働や運動によって消費された電解質は、当然、口から還元させてやらなければなりません。汗と尿に出て行った電解質量に応じて、それなりに水分とともに電解質を摂取しなければ、かえって病が起こります。血圧も維持できません。その時のその人の活動量によって、必要量は当然異なります。1日何g摂取と決めるべきものではありません。必要とする時にすばやく摂取しないと、血圧が維持できません。元気もなくなります。元気の出ない毎日は、かえって寿命を縮めます。

無論、必要のない塩分は、出来るだけ控えた方が腎負担は減りますが、長寿には、塩分よりもストレスの方がはるかに影響が大きいということを強調したいのです。

（5） 頻回の漬物と茶水摂取は長寿につながる

呼気・汗・涙・尿となって、人は刻々と塩分（電解質）と水分を失っています。その為、常に脱水にならないようにしなければなりません。

朝起きた時は特に重要です。寝ていた半日分の排尿や発汗によって失われた電解質と水分を取り戻すため、しっかりと漬物とお茶を飲むことが非常に重要です。冬は、浅漬の白菜、千枚漬、しば漬などの薄味でよいのですよ。

常に茶水と漬物を摂取していれば、食事時にそれほどお腹が空いていません。したがって、どか食いをしないですね。体重も脂肪も増えません。

そして、休み休み仕事をしていますので、無理をしません。病を防ぎ、長寿に繋がります。また、夏バテも防げますし、熱中症にもなりません。

──────── 塩分が無いとファイトが出ない人生になり早死 ────────
「塩の無い人間は、しょーのない人間」

祖先が考えた、
　① 味噌・醤油・漬物・梅干は素晴らしい健康食品
　② 日に7回漬物とお茶を飲む習慣は最も健康に配慮した安全対策

現代人は、塩の悪口ばかり言って、
　　　　祖先を馬鹿にしているとバチが当たるかも

5　長野県の子供への教え

　長野県は、冬寒いので作物が採れません。秋までしっかり働いて、食べ物を家畜の分も貯蔵し、着る物も防寒着にし、暖房燃料も蓄え、家屋も耐寒にしておかなければなりません。したがって、24時間しかない1日を効率よく、他の土地の人の2倍も働けるように工夫しなければなりません。

早寝早起き
よく噛め（早食いは早死にの元）
腹八分目
（日に7回もお茶と漬物を2時間毎に摂っているので、食事の時も大食いをしないですむ）
親が死んでも食休み
親よりも立派になれ、**それが人間だ！**

◎　全県下で各式典には必ず県歌の"信濃の国"の歌を斉唱し、郷土の士気を高めています。　これは他府県にはありません。
◎　いつも日本アルプスを自慢し心の喜びにしています。

6　長寿の主因はストレス回避と先に希望が見えること

　では、長寿の主因はストレスを減らし、意欲を高めることにあるということをお話しします。

2015年 男性平均寿命順位	一人当たり県民所得順位								
	1975年	1980年	1985年	1990年	1995年	2000年	2005年	2010年	2014年
滋 賀 県	24位	13位	7位	7位	5位	4位	5位	2位	8位
長 野 県	23位	18位	14位	12位	15位	12位	22位	28位	23位
京 都 府	10位	8位	11位	14位	13位	19位	14位	11位	12位

（1）一人当たり県民所得

資料出所：内閣府経済社会総合研究所　県民経済計算

※　一人当たり県民所得が伸びている県に、長寿の県が多かったことが、統計を比較してみますとよくわかります。

※　近年は、社会情勢の複雑化に伴い、低または一定所得以外のストレスが増大していますし、また、所得以外の喜びも考慮する必要があるようです。

※　長野や滋賀、福井のように、所得に伸びのある県や、長野、福井、滋賀、熊本、神奈川、京都、山形、奈良のようにお国自慢のできる物と田舎をもっている県が、長寿の順位も上昇してきています。

（2）沖縄はなんといっても基地問題がストレス、そして経済は極端に最下位

　温暖な気候で島であるため、農作物にも漁業にも恵まれ、食生活には一年中困らないゆとりが古代より続いていてストレスの少ない地ですから疾病、医療費が少なく、全国一長寿でありました。しかし、基地問題が大きなストレスとなって更に増大し続けているこの30〜40年、近代化の波に極端に低所得の沖縄男性はついて行けずに、ストレスを感じているとみえて、1985年長寿1位から1990年5位、2005年には25位に転落し、2015年には36位にまで転落しました。

※　男性はストレスに対する感受性が強く、苦境時にサポートを求めるのが苦手なために孤立しやすい傾向にあり、沖縄の男子の自殺者数のみが急上昇していることも、ストレスに耐えかねていることが原因であることを裏づけていると思います。自殺の場合、医療費はかかりませんが平均寿命は低下します。しかも、自殺者は氷山の一角であり、その何倍もの人が、いつまでも続くストレスによって、また生きる意欲の低下によって、寿命を縮めている可能性が十分考えられます。

※　その中にあって、沖縄の女性が長寿1位を占めてこられたのは、所得の喜びよりも、より大きな喜びを感じる生活ができているからだと思います。気候・農作物・漁業に恵まれていることで心のゆとりが有り、年を取っても、のどかに三線を弾いて民謡を奏でている年配の女性が多い（これは有名）。

※　また、沖縄では、お年寄りが敬われ、高齢者が家族と同居をする文化があり、高齢者の孤立化などが抑止されやすい環境であることと、女性の平均寿命というものは、世界的に男性より7〜8年長いところへ、全体に占める女性高齢者の割合が多いことから、平均寿命の高さが保たれていましたが、ついに女性も2010年よりその首位を長野県に譲らねばならなくなり、滋賀県にも抜かれて3位、2015年には7位に転落しました。
　さすがに、基地問題や低所得がこたえたのでしょうか。

（3）長野県の社会情勢の推移

　長野県には"姥捨山"（老いたら人は山に捨てられる）という地名が現在でも、唯一残っており、"間引き"（飢饉・寒冷の時に子供を捨てること）という言葉も、日本の山岳寒冷地にある特有の言葉であります。100年近く前まで"家族を捨てなければ生き延びてゆけない"という事実が存在していたことは、これ以上残酷なストレスは起こりえないことを充分推測できる何より重みのある証拠データであると言えます。

※　東京から北に最も遠方の寒冷地の北海道（人口：5627千人）では、寒冷と低所得によるストレスが大きいため、医療費、疾病が極端に多く死亡率も高いが、同じ寒冷地で高度山岳地である長野県は、鉄道・道路等がこの50〜80年で急速に発達したことで、東京という高度経済地により近くなり、その関連で、農業も工業も上手く回転して経済がたいへん豊かになりました。心にも余裕が出てきているためか、医療費も47都道府県中で最低額、北海道は最高額という差となってでてきていると考えられます。

※　社会状態や環境、経済が一定の時はあまり喜びを感じませんが、経済でも良い加速度を感じている時、すなわち、上昇気流を感じている時に、人々は喜びを最も感じストレスがなくなります。したがって、経済の発達した近代に所得急増大による心のゆとりが創出できストレスが減少し、喜びが増加したことは、以上のことで明白であり、所得が増加しつつあるという加速度を感じられる県が長寿であると思われます。北海道・沖縄は共に経済圏から最も遠いです。

※　長野のような高岳寒冷地は、特に冬期に食べるもの着るものがない（野菜も育たない海も遠い魚もない）、暖まる家と衣類がなければ冬はしのげない。すなわち経済がなければ生きていけない。しかし、先に述べましたように経済は豊かになったのでストレスは大きく減り、希望も増えました。それでも、長野が高岳寒冷地であることは現在も変わりないの

で、夏場に冬場の食べ物も生産しておかなければなりません。いまだに家事場は不完全な暖房の家が多く、特に冬場の家事はいまだ女性が主であり、寒冷によるストレスは大きいので、女性は長寿5位に留まっていました。が、やっと2010年には、ついに女性も長寿1位になりました。（注：前述の寒さによる血圧日内変動グラフ参照のこと）

※　滋賀県も地図でわかるように大阪経済圏に近いため、一人当たり所得が上昇してきており、良結果となっています。

（4）都会は短命、悪化の一途

　また、2005年から2010年の間に長寿順位は、東京：4→14位、神奈川：3→5位、大阪：36→41位、愛知：14→17位（愛知万博以降、トヨタの躍進も加わってか、愛知県人の意気も上がってか、最近は長寿の方に向いてきている）といった都会ほど、長寿順位が落ちてきています。都会は全滅です。食物よりストレスを考えねばならないのではないでしょうか。

　すなわち、都会の人為的電気の明かりによる慢性化睡眠障害の生活とストレスの多い生活が、たいへん禍をなしているでしょうね。

7　一人当たりの医療費

　一人当たりの医療費は、長野、続いて沖縄が極端に少なく、医者にほとんどかかっていません。日本は医療制度、生活保護制度がよく整備されていますので、疾病数と医療費には良い相関関係があると考えられます。つまり、医療費が少ないということは疾病が少なく、平均寿命も長いということになりそうですが、そうとも言えそうもありません。ここの結論としては、医療費が要るような疾病にかかる前に、平均寿命は決まってしまっているということです。医療費をかけても、それほど長生きにはつながらないということです。

資料出所：全国健康保険協会　平成23年都道府県支部別医療費の状況

8 ところで

(1) 次の長寿1位は滋賀県か、福井県かな？ ところで、現に長野県の一人当たりの所得が下がってきています。

これからの長野県人は、お坊ちゃまが大人になる時代ですから、精神的上昇気流を感じられなくなれば、短命の方になるでしょうね。長野県が東京経済圏との関係が密になってきたのと同じように、滋賀県と日本第2位の都市である大阪経済圏との関係が強くなってきて、映画「てんびんの詩」でもわかるように、長い間、低所得で質素であった滋賀県は、工場等が増加し、一人当たり所得が第2位と急上昇してきて長寿2位になりました。福井、熊本、大分、山形、京都、奈良は長寿順位が良くなってきています。東京、横浜、大阪、名古屋といった都会は全て短命になってきています。自慢できる物と田舎的要素のある所でないと、長生きできないように思います。(2016年9月版)
（予想通り、2015年には滋賀県男性が長寿1位になりました。）

(2) スウェーデン、デンマークのように、老人介護施設が非常に整ったところより長野県や滋賀県、福井県が長生きであるということを考え合わせると、病になる前の生活に意味深い道理が、以上のような考え方からわかるのではないでしょうか。

◎ 長寿であるためには、食べ物よりもストレスの克服と将来に
希望が見えることが最も大事であると結論できたと思います。

2013年9月改定　アサワ医院　オリジナル

B　アレルギーもストレスが影響

1　アレルギー症状は抗原よりもその人の元気さで決まる

（1）大きなストレスは全抗体価(RAST値)を10倍以上に跳ね上げる

（花粉も食物も同時に悪化）

!! これ見て見て！　極めて貴重な症例（世界で）!!

① ストレスにより抗体価が跳ね上がる〈花粉も食物も〉

※ RAST＝抗体価　　　IgE＝アレルギー反応の度合

【Y.A　68才　男性】　テレビ放映された

（中央縦書き列：大盗難に遭う）

基準値：～0.34Ua／ml

項目名称	2005/3/28	2005/5/20	2005/6/20	2005/7/20	2005/8/20	2005/9/20	2005/10/20	2005/11/21
すぎ	6.90↑	87.90↑	51.60↑	38.80↑	37.20↑	29.90↑	27.90↑	24.80↑
ヒノキ	1.22↑	20.00↑	13.10↑	8.33↑	7.37↑	8.22↑	6.60↑	
はるがや	0.73↑	10.90↑	6.78↑	5.26↑	4.02↑	4.54↑	3.69↑	3.69↑
ぶたくさ	0.74↑	9.98↑	6.00↑	4.70↑	3.99↑	4.05↑	3.68↑	3.29↑
ハウスダスト	2.05↑	6.47↑	4.38↑	3.58↑	2.69↑	2.97↑	2.69↑	2.93↑
米	0.75↑	12.40↑	6.67↑	4.89↑	4.02↑	4.02↑	3.47↑	3.73↑
そば	0.82↑	12.50↑	6.80↑	4.90↑	4.24↑	4.45↑	3.82↑	3.62↑
大豆	0.58↑	9.65↑	5.44↑	3.96↑	3.33↑	3.50↑	2.84↑	2.79↑
トマト	0.73↑	11.50↑	6.29↑	4.62↑	3.83↑	4.29↑	3.39↑	3.58↑
にんじん	0.74↑	11.30↑	6.64↑	5.09↑	4.16↑	4.41↑	3.34↑	3.47↑
オレンジ	0.63↑	10.30↑	5.14↑	4.13↑	3.32↑	3.31↑	3.11↑	3.19↑
じゃがいも	0.72↑	12.50↑	6.39↑	4.98↑	3.99↑	3.98↑	3.23↑	3.42↑
バナナ	0.59↑	10.20↑	5.56↑	4.00↑	3.55↑	3.14↑	2.41↑	2.60↑

いずれも10倍以上上昇　　基準値：～170IU／ml

項目名称	2005/3/28	2005/5/20	2005/6/20	2005/7/20	2005/8/20	2005/9/20	2005/10/20	2005/11/21
IgE	494↑	1089↑	729↑	688↑	719↑	715↑	688↑	642↑

② 今まで抗体価が異常でなかった品目でもストレスにより
　 抗体価が出現上昇、　また、元気になると消えていくものもある

基準値：～0.34Ua／ml

項目名称	盗難前	経過	2005/5/20	2005/6/20	2005/7/20	2005/8/20	2005/9/20	2005/10/20	2005/11/21
イワシ	LT0.34	出現 → 2ヶ月で消失		0.49↑	0.36↑	LT0.34	LT0.34	LT0.34	LT0.34
アジ	LT0.34	出現 → 1ヶ月で消失		0.36↑	LT0.34	LT0.34	LT0.34	LT0.34	LT0.34
カレイ	LT0.34	出現 → 1ヶ月で消失		0.35↑	LT0.34	LT0.34	LT0.34	LT0.34	LT0.34
サバ	LT0.34	出現 → 消失 → 出現		0.69↑	0.42↑	0.41↑	0.38↑	LT0.34	0.46↑
キウイ	LT0.34	出現 →	4.13↑	2.89↑	1.94↑	1.61↑	1.27↑	1.04↑	1.21↑
α-ラクトアルブミン	LT0.34	出現 → 1ヶ月で消失		0.35↑	LT0.34	LT0.34	LT0.34	LT0.34	
羊肉	LT0.34	出現 → 1ヶ月で消失		0.53↑	LT0.34	LT0.34	LT0.34	LT0.34	LT0.34
モールドチーズ	LT0.34	出現 → 1ヶ月で消失		0.56↑	LT0.34	LT0.34	LT0.34	LT0.34	LT0.34
カカオ	LT0.34	出現 → 1ヶ月で消失		0.51↑	LT0.34	LT0.34	LT0.34	LT0.34	LT0.34
イヌ皮屑	LT0.34	出現 →		0.55↑	0.48↑	0.39↑	0.41↑		

このようなびっくりデータが判明したのは

1. これは小生の例ですが毎月RASTを測定していたこと（他には例を見ない）
2. テレビ放映された大盗難という誰でも大きなストレスとわかる事件が発生したこと
3. しかもその変化が10倍以上であったこと（文句のつけようがない変化）
4. 花粉だけでなく食品に至るまですべてが同時に上昇したこと
5. いままで異常でなかった品目が、ストレスで多数上昇した

等を勘案すると、極めて意味のある重みのあるびっくりデータということになると考えます。

以上から、ストレスはアレルギーに多大な影響を及ぼすことが判明しました。

（2） 抗体価は月によって、年によって大きく変わる
（知らない人が多い）

例えば 《 スギ 月別・年別 RAST変化 》 【Y.A 男性】

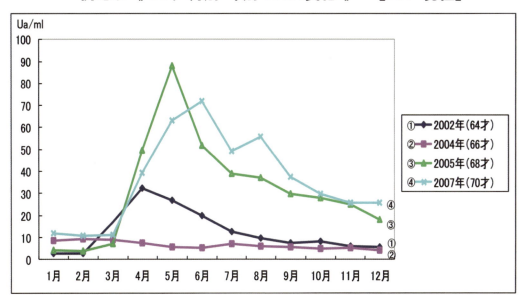

無論、スギ以外もすべて同じような変化です。

（3）元気さは抗体価を下げる

　3年間を比べると、心身が元気な時は最多花粉飛散年でも抗体価最低最少飛散年でもストレスが強いと抗体価は最大となる。

【E.H　55才　女性】

　2005年は花粉の飛散がたいへん多かったのですが、この方は、前年にアサワ医院で生活改善を指摘され、改革して日々元気に過ごしていたため、抗体価が前年より下がり、軽い症状ですみました。ブタクサは0値に、スギも1/2値に減少しました。なお、私はこの年、最も抗体価が上昇して症状が悪化しました。翌2006年は花粉の飛散はたいへん少なかったのですが、父親が脳梗塞で倒れ、家庭での休日のない介護で毎日肉体的にも、精神的にも疲れ果てていたため、抗体価も非常に上がり、近年で一番強く花粉症状が出てしまいました。スギも最大、ブタクサ、ヒノキも0値より上昇し、無が有値になった。要するに、アレルギー症状が出るか出ないかは抗原（花粉）量よりも元気さの方が優先する、すなわち、元気度に決定権があるということです。このようなことは近親者の介護をしている介護者にはよく見られます。また、被災地にも見られているようです。介護をしていなくても、そういう人がいるということだけでも症状は悪化するものです。

（４）生活習慣との関係

2015年6月1日〜11月7日に

アサワ医院を受診されたアレルギー（花粉症・喘息）の方・・・・　300名

うち、生活に問題がある方・・・・・・・・・・・・・・・・・・・・・・・・・・　212名

（就寝時刻が23時以降、朝食を食べない、

睡眠・食事が不規則、昼夜逆転など）

（５）IgE値が正常でもアレルギー症状がある

※ RAST＝抗体価　　IgE＝アレルギー反応の度合

① IgE 正常値、RAST 高値

【38才　女性】

項目名称	2014/03/20	基準値範囲
はるがや	0.14	〜0.34 Ua/ml
ぶたくさ	LT 0.10	
スギ	30.40　↑	
ハウスダスト	16.90　↑	
ヒノキ	5.70　↑	
IgE	139	〜170 IU／ml

アレルギーの度合いを示すIgEは正常値と判定されているが、スギ・ハウスダスト・ヒノキのRASTは高値という検査結果になっている。

② IgE 正常値、RAST 正常値で、血清好酸球のみ高値

【65才　男性】

項目名称	2014/08/11	基準値範囲
はるがや	LT 0.10	〜0.34 Ua/ml
ぶたくさ	LT 0.10	
スギ	LT 0.10	
ハウスダスト	LT 0.10	
ヒノキ	LT 0.10	
IgE	14	〜170 IU／ml
好酸球	10.0　↑	0.0〜7.0 %

IgEもRASTも正常だが、アレルギー症状がある→好酸球が高値

③ IgE 正常値、RAST 正常値、血清好酸球も正常値だが

アレルギー症状はある。→ いつかは検査が陽性になり得る

④ アレルギーがないと思っている人も、時が経って検査してみると、

血清好酸球または RASTが高値のことがよくあります。

また、それが出没します。

（6）いつでも喘息を起こしているわけではない

アレルギー性喘息の人が、いつでも喘息を起こしているわけではないですよね。どういう時に起こして、どういう時に起こらないかを研究し、いつも起こらないように生活すれば、一生起こらなくてすむわけです。

アレルギー性疾患は、ご自身のホルモンの出具合にたいへん関係します。

自分が元気になるほどホルモンはたくさん出ます。例えば、1億円当たったとしたら、くしゃみ・鼻水・鼻づまりもなくなってしまいますし、また、冷たいご飯も美味しく食べられるでしょう。すなわち、嬉しいことがあると、唾液ホルモン、胆汁ホルモン、膵臓ホルモン、血圧が上がり脈も呼吸も増やすホルモン、すなわち、カテコラミンなど、すべて増加してくるということです。

しかし、一旦嫌なことが起こると、例えば、親が亡くなりましたら、その途端に、美味しいご馳走も「明日にします」という感じになりますね。要するに全身のホルモンが出にくくなってしまうわけです。楽しくして、副腎皮質ホルモンをはじめとする種々のホルモンが潤沢に出るようにすれば、アレルギー症状が消えてしまいます。しかし、1億円などというものは一生に一度も当たらないでしょうし、また、当たったとしたら人生が狂ってしまいますので、毎日をいかに元気に楽しく、心も体も強く鍛えていくかということが、たいへん大切になります。

（7）スポーツ等に夢中になっている時はアレルギー症状は出にくい

カテコラミンがたくさん出ているからでしょう。疲れていたり、不安やマイナス思考の時には危険です。

ただし、睡眠不足の状態で運動してもダメですよ。

（8）漢方薬の効果

　漢方薬がアレルギーに大変効くのは、寒がりは、身体を温める薬、暑がりは冷やす薬という具合に、その人の弱いところを強化することにより、症状を治すという考えであり、またアレルギーは本人が元気になれば治るという私の考えと一致しています。

（9）太陽とホルモンの関係

　人間は、晴れた朝には気分もさわやかで、がんばろうと元気も出ますよね。雨の朝は"あぁ、嬉しいな！元気になるぞ！"とは言わないでしょう。特に朝、太陽の光に当たらないと、脳からセロトニンが出てこず、鬱状態になります。また、体内時計がリセットできなくなります。　冬は、太陽光線が少なく鬱状態になり、そこへ、たまたまスギ花粉の時期なので、スギ・ヒノキ花粉が飛んでくるので、花粉症にやられやすい。　5月のゴールデンウィークがくると、心が弾んで陽気になるので、ほとんどの人がアレルギー症状が治る。梅雨時も、雨や曇りで太陽光線が少なくホルモンが出にくいので、イネ科にやられやすい。9月も雨が多いため、キク科にやられます。それに反して、夏は太陽光線が強く、セロトニンをはじめとするホルモンがたくさん体から出ているので、陽気になっており、花粉やダニにやられにくいということになります。

（10）世の中のアレルギー解釈の誤り

① 動物と接していると細菌や排泄物等に触れるため、制御性T細胞が増加してアレルギー反応を起こしにくいという説がありますが、高崎山の猿が花粉症をさかんに起こしているので、この説はあやしいです。動物を飼育している時の生活環境（早寝早起等）が、また動物に接していると楽しいので、ストレスを減少させ元気になって制御性T細胞が増加し、アレルギー反応が起こりにくくなると思われます。したがって、ストレスを減らし、元気になる生活こそが、アレルギー症状を出させなくすると言えるでしょう。

② 都会に花粉症の人が多いのは、排気ガスが多いからだと言われていますが、それよりも、田舎よりいらいらする睡眠不足のストレス社会であるため、ホルモンが沸出していない可能性が大であります。

③　転地すると喘息やアトピーが良くなると言われますが、空気が変わるからではなく、気分が一新されて元気が出るために、ストレスが減りホルモンの出が良くなると考えたほうが合理的である。逆に転地して悪化するのは嫌な気分になる転地だからでしょう。

④　現代は親の生活が悪く（遅い夕食、睡眠不足、朝少食）、虚弱で生まれてくる子が多い時代であるため、肉体的にも精神的にもストレスに弱い人達の時代でしょう。したがって、アレルギーを起こす人が多い時代と考えるべきでしょう。 花粉量の問題だけではないでしょう。

⑤　一年の中で春は精神的に鬱状態になりやすい時期であるので、アレルギー症状（花粉症）が悪化しやすい時期とも考えられる。つまり花粉量だけではないでしょう。

⑥　寒冷蕁麻疹も、寒さで自分の気力と体力が低下してホルモンが出なくなってしまって蕁麻疹が出るのだと言えると思います。

⑦　血のつながっていない夫婦が同時に花粉症状が出ることが多々みられます。片方に症状が出ると、もう片方も不安感が増強して発症すると思われます。

⑧　スギ花粉の最盛期は3月なのに、1月に実質20日間ほどしか効果のないトリアムシノロンの注射をしてもその年アレルギー鼻炎が発症しないことが多々あります。本人の安心感がそうさせるとしか考えられません。

2　結論・・・極論を申します

　以上、世界でアサワ医院しか持っていない、びっくりデータで分析、検討いたしました。
　そこでおわかりになると思いますが、

（1）気力・体力が落ちてくると、
　　　　　　　誰でもアレルギー症状が出得る。

（2）気力・体力が向上すれば、
　　　　　　　誰でもアレルギー症状から逃れることができる。

★　ただし、マラソン喘息のように、口を開いて運動すると、抗原が気管支にどんどん入って、喘息を起こします。なるべく口を閉じて運動してください。

3　したがって、アレルギーを克服するためには、
"気力・体力が出る生活を心がけねばならない"

(1)　くしゃみ・鼻水・鼻づまりがあろうとも、口をしっかり閉じて「くそー！鼻でしか息をしないぞ！」と頑張りますと、数分もしましたら、自分自身の体からカテコラミン（ホルモン）が出てきて、鼻が通るようになります。

(2)　逆に、"あー、ダメだ。薬はないかなぁ"と悲観的になりますと、さらにカテコラミンが出てこなくなり、症状は悪化してしまうものです。良く寝て、しっかり朝食を摂って、人一倍体と気力を鍛えてください。

(3)　小生は、84種類調べて71種類にRAST陽性です。検査的に言えば、ほとんど食べない方がよいということでしょうが、食べなければ死んでしまいますので、開き直ってすべて食べています。時に痒くなるときもありますが、くそっと思って生きています。アナフィラキシーショックを起こすかもしれないと弱気になれば、本当にショックも起こしかねません！

　著者の『病があるからこそ人よりも工夫して強くならねばならない』（2011年竹林館）を是非ご参考にしてください。

─ あなたが、気力が、人生を決める ─

4 ストレス回避策

① 何といっても睡眠。早く、たくさん寝る。また午後2時迄に30分以内の昼寝。良く寝れば、良いアイデアも浮かび、良い仕事ができます。希望も見えます。

② 日中は、特に肉体的に、がむしゃらに活動して（日中高血圧）、快く疲れて、良く眠れるようにすること。（睡眠時適切血圧）　── 長生き ──

③ 話し難いことでも、誰かに話を聞いてもらう。気が楽になります。

④ 友達（特に親友）を増やす。人に心から感謝をすること。自分自身がニコニコできるように努力すると、人が集まる。積極的に、人を喜ばせる発言をする。

⑤ 仕事中も、楽しい音楽を聞きながら働きますと、緊張が和らぎます。

⑥ 落語・漫才など、楽しいテレビを見る。

⑦ 自分が歌う（カラオケなど）。お風呂で歌う。（唇に歌を、心に太陽を？）

⑧ 夕方に、鼻歌まじりで30分以上ジョギングをする。良く眠れ、心と体がほぐれます。

⑨ 夕方に運動、特に球技をする。仕事を忘れ、体と心がリフレッシュされます。

⑩ 旅行をする。非常に有効（血圧の項を是非参照のこと）。

⑪ 踊りをする。祭りをする。阿波踊りやフラダンスをする。

⑫ 子どもや孫と遊ぶ。動物と遊ぶ。

⑬ 趣味をする

⑭ 太らない程度に、美味しいものを食べに行く。

⑮ おにぎりを作って、見晴らしの良い所へピクニック・ハイキングに出かける。

⑯ 寺社参りをする。お墓参りをする。お経を唱える（心が休まる）。

⑰ 両手を合わせてお祈りをしたり、おまじないをしたりする。

⑱ 巡礼をする（運動になり、また心が休まる）。

⑲ 悟りを開く（例えば、平安時代の貴族よりも、自分の生活は豊かだと考えれば、気が楽になる）。

⑳ コンスタントな生活は飽きてきてストレスを生む。適切に変化させて、心踊る生活にすること。

㉑ 常にストレスを克服し、日々意欲を持って生活すること。

2005年7月　　アサワ医院　オリジナル
2018年4月改訂　アサワ医院　オリジナル

◆ 附1　ステロイドの使い方

(1)　苦しい花粉症や喘息でやむを得ないときは、強力なステロイドを短期間だけ使ってアレルギーによる不安感を払拭してしまう必要があります。不安感は、自分で自分の首を絞めてしまって、さらに症状を悪化させていますので、1回のトリアムシノロンの注射で、非常に心がほぐれ、アレルギーの人の不安感を吹き飛ばすのにたいへん効果的です。

　　多くの人が1年間効いた、中には5年も効いたという人も出ておられます。実際は20日間くらいしか効果はありません。

　　アレルギーの不安感を続けていることは、精神的にも、肉体的にも、医療的にも、経済的にも、大きな大きな損失です。

　　無論、注射治療後は生活を改善しなければなりません。同じ生活をしていたら同じことが起こります。(トリアムシノロンの注射は、年に1回位にして下さい。3回以上は副作用が心配されます。

(2)　アレルギーは炎症といって火事と同じことです。火が燃え盛っているときには、チョロチョロと水をかけていたのでは火は消えません。最初に大水をかけねば悪化していくばかりです。

　　これと全く同じように、アレルギーにとって水に相当するのがステロイドなのです。外国の名医が名言を残しています。ステロイド使用は、

　　　　①遅すぎない（投薬する時期が）
　　　　②1回目の使用量が少なすぎない
　　　　③長すぎない（いつまでもだらだら使うな）　　と言っておられます。

(3)　皮膚科の先生は最初に最も強力なステロイド薬を使ってから漸減されます。ステロイドの使い方をたいへん良くわかっておられます。

(4)　名薬は使い方次第で毒にも薬にもなります。

(5)　トリアムシノロンの注射は注射後20日間で体から消えていきますので、ステロイドは最初に強く、徐々に漸減しなければならないという理に全くかなっています。服薬ではだらだらしやすいのです。

　　アレルギー治療は、不安感を払拭するということがいかに大切であるか、これが延べ25万人以上の方に、トリアムシノロン注射してきた実感です。

◆ 附２　　通年性（ダニアレルギー）鼻炎・喘息は、
　　　　　　　　　　ダニ対策をしなければ治らない

　　　　　　　　　ダニ退治・・・非常に重要
　　（これをしっかりしておかないと、治療しても年中、咳や喘息が起こってしまう）

(1)　枕カバー・シーツ・衣類には、50℃以上の熱を加えましょう。60℃だと一瞬で死にます。
　　（洗濯でも、日干しでも、医学会が提唱しているダニ掃除機でも、生きているダニは取れません。）

(2)　ベッド対策
　　　とにかく枕はゴミ袋に入れて閉じましょう。(ダニは枕が大好き)

　　　　　　　一流ホテルでも、シーツは交換して下さっていますが、
　　　　　　　前日の宿泊者の湿ったベッド・枕はそのままですね。

　　　　　早く60℃のお湯で洗える洗濯機を作り売り出すこと！

健康革命

アサワ医院に来院された、延べ25万人以上の患者さんの99％は生活が悪いです。
すなわち寝るのが遅い、寝る時間が短い、夕食が遅い、朝食が貧弱です。

　女性の生理が28日周期であるのは月の回転と一致しています。体内時計は太陽と一致しています。すなわち太陽が暗くしたら寝て、明るくしたら活動すると体内時計やホルモンがよく働き一番元気になります。

　人間は80年くらい前まで何億年間と、夕陽を見たら、暗闇になるから早く食べて寝なきゃという遺伝子を培ってきましたので、夕陽を見ると食欲が出ます。有名な料理屋さんは提灯ランプにしてあります。その方がお客さんが料理を美味しいとおっしゃると経験的に分かっているからです。そして、夕陽と共にだんだん暗くして、午後8時くらいに真っ暗にして就寝して脳波をとるとノンレム睡眠になっていて熟睡しています。
子供たちも19～20時頃に寝る子が最も成績が良く、短い時間で物が覚えられ、記憶力がよくなります。お相撲の白鵬さんはこのことを知ってか、良く寝て修行に励んでおられます。

　ところが、電気・テレビの時代になって夕飯が17時から18時となり、白黒テレビが18時から19時、カラーテレビが19時から20時と夕飯をだんだん遅らせ、睡眠時間も短くしました。

　昔は赤ちゃんは一貫目、すなわち3750gが平均でありました。最近は2700gくらいあればよかったと言われます。親の生活が悪ければ、作物である子供も小粒です。すなわち弱く貧弱な子供が多くなります。ここにアレルギー症状や、種々の奇病が起こる起因があるのかもしれません。

　もしも、国をあげて学校も、職場も出勤は9時ではなく7時、退社は17時ではなく15時、20時からテレビ放映禁止にしましたら、みんなが健康になり、様々な病気は激減し、子供はいくらでも生まれてくるのかもしれません。

　現にアフリカでは電気がないので、子供はいくらでも生まれています。子供手当てだけでは解決しません。なんでもお金を使えばよいというものではないでしょう。

■ 浅輪喜行（あさわよしゆき）プロフィール

1936 年 長野県生まれ
1962 年 信州大学医学部卒業
1963 年 京都大学にて7年間心臓疾患手術の麻酔に専従
1969 年 京都桂病院内科勤務(7年間)
1969 年 京都府長岡京市にてアサワ医院開業(48年間)
1973 年 京都大学医学博士号取得
　　　　テーマ：心拍出量変動の指標としての脈圧・脈数の意義

〈外来血圧日内変動についての主な発表〉

1990年05月26日　　　日本医事新報（第3448号）「6ページに渡って」
　　　　　　　　　分時血圧より見た外来高血圧治療（540例）

仕事中、活動中を通して一日中分単位で血圧測定報告を行った。投薬する時間帯、薬剤の種類によってQOLがたいへん異なる。ACE阻害剤が最も優れている。効果不十分な時にごく少量のCa拮抗剤を追加使用する。低血圧患者に血圧上昇に合わせて、ACE阻害剤投与で良好。

1990年06月27日　　　Medical Tribune
　　　　　　　　　降圧治療法・・・私ならこう処方する

夜間血圧が代償性頻脈を起こさないように血圧が下がっていることが重要。ACE阻害剤が第一。　そして、抗動脈硬化剤としてごく少量のCa拮抗剤を加える。
世の中は、反射性頻脈といっているが、反射ではなくて血圧の下がりすぎたことに対しての代償性頻脈である。

1991年11月28日　　　Medical Tribune
　　　　　　　　　連続血圧日内変動と降圧治療

夜間血圧が代償性頻脈を起こさないように十分血圧を下げることが重要である。　高齢者は、Ca拮抗剤は日内変動をみないと危険。

1999年11月 8日 『10年後の生死が分かる恐ろしい血圧日内変動』(出版)
2003年 1月27日 『これからは家庭血圧で正しい治療を』(竹林館)
2011年 1月 1日 『病があるからこそ
　　　　　　　　人よりも工夫して強くならねばならない』(竹林館)
2015年 4月 9日 『眠前血圧を4回測れ！』(竹林館)
2016年 8月 1日 『これ読まずして血圧、長寿、アレルギーを語るなかれ』(竹林館)

アサワ医院　〒 617-0813　京都府長岡京市井ノ内下印田 13-4
　　　　　TEL：075-953-1990　　FAX：075-953-7615

〈著　者〉浅輪　喜行

〈編集者〉浅輪　信子　　　川松　祐子

〈執筆協力者〉

谷口　育	見上　真由美	藤井　千尋
平田　ゆり子	鶴重　まさ子	出口　絢恵
砂川　蕗子	（故）金城　純子	渡辺　美智
田武　美奈子	野町　千鶴子	藤尾　立子
伊藤　美帆	川口　清美	吉田　とも子
葛谷　貢末	久下　かおる	三上　悦子
中井　葉津子	浜　真弓	福田　勝美
角野　行宏	川平　佐織	嶋田　千絵子
大槻　晋吾	楠瀬　靜佳	小坂部　昭子
山本　光弘	松本　百合子	小川　由美
加々美　雅昭	村田　恵子	澤　万起子
白井　正彦	野々垣　君代	矢野　恵子
保田　政一	山内　章子	（故）宗藤　永恵
津嶋　亜希	小林　紗代子	山口　枝里
北村　青空	桑原　栄子	伊藤　美和
橋本　直美		
篠原　佳美		

著書

1　『人生を変える腹八分目〜楽しく力強く人生を過ごそう〜』

（1993年11月1日発行）

2　『人生を変える毎日の運動〜楽しく力強く人生を過ごそう〜』

（1996年2月12日発行）

3　『花粉症　元気で突破！』　　　　　　　　　　（2006年3月17日発行）

4　『養生訓と花粉症　元気で突破！』　　　　　　（2007年3月17日発行）

（2009年1月1日第2刷改訂版発行）

5　『病があるからこそ人よりも工夫して強くならねばならない』（2011年1月1日発行）

6　『眠前血圧を4回測れ！』　　　　　　　　　　（2015年4月9日発行）

7　『これ読まずして血圧、長寿、アレルギーを語るなかれ』　（2016年8月1日発行）

ABPM1700 例からみた

これぞ画期的な血圧判断

2018 年 7 月 20 日　第 1 刷発行

著　者　浅輪　喜行
編集者　浅輪　信子・川松　祐子
発行人　左子真由美
発行所　㈱竹林館
　　　　〒 530-0044 大阪市北区東天満 2-9-4　千代田ビル東館 7 階 FG
　　　　Tel　06-4801-6111　　Fax　06-4801-6112
　　　　郵便振替　00980-9-44593　URL http://www.chikurinkan.co.jp
　　　　印刷・製本　㈱太洋社
　　　　〒 501-0431 岐阜県本巣郡北方町北方 148-1

© Asawa Yoshiyuki　2018 Printed in Japan
ISBN978-4-86000-387-6 C0047

定価はカバーに表示しています。落丁・乱丁はお取り替えいたします。